Werner Bartens

VERLETZT, VERKORKST, VERHEIZT

**Wie Sportvereine und Trainer
unsere Kinder kaputt machen**

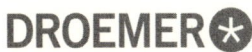

Besuchen Sie uns im Internet:
www.droemer.de

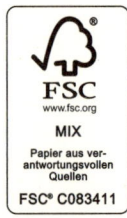

© 2016 Droemer Verlag
Ein Imprint der Verlagsgruppe
Droemer Knaur GmbH & Co. KG, München
Alle Rechte vorbehalten. Das Werk darf – auch teilweise – nur mit
Genehmigung des Verlags wiedergegeben werden.
Redaktion: Nadine Lipp
Covergestaltung: ZERO Werbeagentur GmbH, München
Coverabbildung: FinePic®, München / shutterstock
Satz: Adobe InDesign im Verlag
Druck und Bindung: CPI books GmbH, Leck
ISBN 978-3-426-27708-9

5 4 3 2 1

Für Horst, Klaus, Antonio, Andi, Mario,
Christian, Sascha, Frank
und all die anderen Trainer,
die es nicht nur gut meinen, sondern auch gut machen.

Und für Max, Dü, Ralf, Zeljko, Marc und Christian,
die immer entspannter werden,
je verbissener es auf dem Spielfeld zugeht.

Inhalt

Achtung!
Sport gefährdet Ihre Kinder 9

1
Falsches Training:
Gut gemeint ist nicht gut gemacht 11

2
Ein Unfall? Nein, zu viel Sport! 16

3
Risiken und Nebenwirkungen
bei ehrenamtlichen Trainern 23

4
Der falsche Ehrgeiz der Eltern 30

5
Vorsätzliche Körperverletzung: riskante Übungen 34

6
Lebenslange Schäden 78

7
Ernährungswahnsinn 108

8
Die Mär von Fairplay und Teamgeist 126

9
Lernen von falschen Vorbildern:
Sport als Spiegel der Gesellschaft   157

10
Was sich ändern muss   186

11
Sport mit Spaß und Augenmaß:
Empfehlungen und Tipps   201

Dank   223
Literatur   225
Anmerkungen   234

Achtung!
Sport gefährdet Ihre Kinder

Ich liebe Sport und finde ihn großartig! Ich spiele mit Begeisterung Tennis und Fußball, jogge und fahre gerne Rennrad. Regelmäßig schaue ich mir im Stadion und im Fernsehen diverse Sportarten an. Allerdings will ich nicht, dass Kinder und Jugendliche durch Sport kaputt gemacht werden. Wenn dieses Buch dazu beiträgt, dass sich ein Kind, ein Jugendlicher oder Erwachsener weniger verletzt, hat es sein Ziel erreicht. Sport ist etwas Wunderbares – falscher Sport hingegen gefährlich:

- In Deutschland kommt es jedes Jahr zu 5,4 Millionen Unfallverletzungen. Davon sind 1,5 Millionen Sportunfälle, das entspricht 28 Prozent.
- 53 Prozent der Unfälle entfallen auf den Vereinssport, 47 Prozent auf den nicht organisierten Freizeitsport.
- Experten zufolge ereignen sich jedes Jahr in Deutschland 1,25 Millionen Sportverletzungen, die ärztlich behandelt werden müssen.
- 70 Prozent aller Verletzungen im Verein entfallen auf die Sportarten Fußball, Handball, Volleyball oder Basketball.
- Im Freizeitsport entfallen die meisten Verletzungen auf Fußball, gefolgt von Alpinski, Jogging, Tennis, Squash und Reiten.
- Die Gesamtkosten für die Behandlung von Sportverletzungen in Deutschland werden auf 1,5 Milliarden Euro jährlich geschätzt.

Das Ausmaß der Unfälle, Verletzungen und Beschwerden ist enorm. Dabei gilt: 80 Prozent aller Sportverletzungen lassen sich vermeiden, wenn Sportler richtig vorbereitet, aufgewärmt und trainiert sind und sich bei Beschwerden oder Infekten an das Sportverbot halten. Eltern, Lehrer, Trainer, Vereine und Verbände können und müssen dabei mithelfen.

1
Falsches Training:
Gut gemeint ist nicht gut gemacht

»Der große Sport fängt da an,
wo er längst aufgehört hat, gesund zu sein.«
Bertolt Brecht

Eigentlich ist es eine prima Idee: Eltern wollen ihren Kindern etwas Gutes tun und schicken sie zum Sport. Schließlich macht Sport Spaß, ist gesund, sie sind mit Gleichaltrigen zusammen, und die richtige Portion Ehrgeiz bekommen sie dort auch vermittelt. Außerdem fällt der Sportunterricht in der Schule häufig aus und ist vom Stundenplan sowieso zumeist nur auf zwei oder drei Stunden begrenzt. Viel zu wenig. Seit Jahren beklagen Ärzte und Sportwissenschaftler, dass die Fitness von Jugendlichen immer stärker nachlässt und sich die Menschen allgemein zu wenig bewegen.

Was liegt da näher, als Kinder frühzeitig in einem Sportverein anzumelden? Dort können sie regelmäßig mit anderen trainieren und sich bald auch im Wettkampf üben. Bewegung statt Glotze. Dynamik und Aktivität, statt immer nur vor dem Computer oder am Smartphone zu sitzen. Schließlich ist kaum etwas gesünder, als seinen Kreislauf in Schwung zu bringen, Beweglichkeit, Koordination, Ausdauer und Kraft zu schulen, indem man zusammen mit Gleichgesinnten Sport treibt. Und Spaß macht es obendrein.

Außerdem geht es ja nicht nur um den Körper, sondern

auch um den Geist. Beim Sport werden Fairness, Zusammenhalt und Teamgeist geübt. Egoisten haben im Sport keine Chance, es geht schließlich darum, sich in der Gruppe einzuordnen, mannschaftsdienlich zu sein und – wenn es darauf ankommt – Verantwortung für die Mitspieler zu übernehmen. Anstand, Ehrlichkeit und Respekt sind die ewigen Werte, die im Sport vermittelt werden. Eine Schule fürs Leben. Oder wie es im Fußball heißt: Elf Freunde müsst ihr sein. Allgemeiner gesprochen: Fairplay geht vor. Und: Alle für einen, einer für alle.

Damit das Training vernünftig und geordnet abläuft, gibt es Trainer. Diese geschulten Sportlehrer und Übungsleiter meinen es ebenfalls gut. Sie handeln aus purem Idealismus und zumeist ehrenamtlich, zumindest im Breitensport. Es sind motivierte, zumeist junge Menschen mit Lust an der Bewegung, die sie liebend gerne an die ihnen anvertrauten Kinder und Jugendlichen weitergeben.

Zudem wissen sie genau, was Kinder und Jugendliche in welchem Alter brauchen und welche Übungen einem heranwachsenden Körper guttun und ihn stärken. Sie formen aus einem undisziplinierten Haufen lärmender Kinder nicht nur eine homogene Gruppe, sondern eine verschworene Gemeinschaft, die gemeinsame Ziele verfolgt und sich anständig und respektvoll gegenüber dem Gegner verhält. Der Körper wird gekräftigt, der Geist geschult.

So weit die Theorie.

In der Praxis sieht es leider anders aus. Schließlich gibt es auch jene Trainer, die mit gefährlichen Übungen die ihnen anvertrauten Kinder zu Invaliden machen. In diesen Fällen gilt: Die Jugendsportler von heute sind die Krüppel von morgen. Im weniger schlimmen Fall verlieren die Kinder die Lust an Sport und Spiel. Wenn sie Pech haben, führen übertriebener Ehrgeiz und Leistungsdruck jedoch zu Bänderrissen, Ermüdungsbrüchen, Arthrose, chronischen Schmerzen, Muskelfaserrissen und Knorpelschäden.

Dauerhafte Fehlstellungen aufgrund von Ausweichbewegungen nach nicht ausgeheilten Verletzungen tragen dazu bei, dass die Folgen des falschen Trainings noch Jahre später zu spüren sind. Viele ehemalige Freizeitsportler leiden im Alter von gerade mal dreißig oder vierzig Jahren bereits an Dauerschmerzen, beklagen sich über Knieschäden, Rückenprobleme oder leiden unter Früharthrose.

Es kann zwar jeden treffen, der in jungen Jahren an falsche Trainer mit gefährlichen Übungsmethoden und übertriebenem Ehrgeiz gerät, aber gerade die Begabten, die Talentierten und Motivierten sind besonders gefährdet, durch den Sport kaputt gemacht zu werden. Weil ihnen noch mehr abverlangt wird als anderen, weil sie längere Einsatzzeiten haben, weil sie sich selbst nicht schonen und es als ihre Pflicht ansehen, trotz Beschwerden weiterzumachen, und weil sie zusätzlich auch noch in Auswahlmannschaften und regionalen Kadern gedrillt werden.

Manche der früh erworbenen Verletzungen heilen nie aus, die Schäden an Knie, Knöchel, Hüfte oder Rücken bleiben ein Leben lang. Falsches Training, falsche Belastungen und falsche Bewegungen machen diese Kinder nicht zu Berufsathleten, sondern zu Patienten, manchmal gar zu chronisch Kranken. Im günstigen Fall ist das Training nur unwirksam, und die falschen Trainingsformen führen dazu, dass die Leistung der Kinder nach und nach abnimmt, anstatt sich zu verbessern. Im ungünstigen Fall bleiben die Beschwerden jedoch für immer.

Der Grund für diesen Missstand? Es meint niemand böse. Doch woher sollen die Trainer wissen, was gut für die Kinder ist, was ihrem Alter angemessen und was sie überfordert oder ihnen gar schadet? Die große Mehrheit der Übungsleiter wird von Freiwilligen gestellt, die viele Stunden ihrer Freizeit dafür opfern, die es gut meinen, aber leider nicht immer gut machen. Obwohl die Sportverbände in Deutschland zahlreiche Trainerlehrgänge für alle Klassen und Altersstufen anbieten, wie etwa der Deutsche Fußball-Bund (DFB), gibt es eklatante Defizite. Auch im Internet wird vorbildlich darüber aufgeklärt, welche Trainingsinhalte in welchem Jahrgang richtig und wichtig sind – allein, diese Angebote werden viel zu wenig genutzt.

Die meisten Jugendtrainer besitzen keinen Trainerschein und verfügen auch über keinerlei medizinische, sportmedizinische oder physiotherapeutische Ausbildung. Manche halten es schlicht nicht für nötig, sich entsprechend fortzubilden – schließlich haben sie ja selbst viele Jahre gespielt. Um Trainer einer Jugendfußballmannschaft zu werden, reicht es zumeist aus, früher ein bisschen gekickt zu haben und sich auch heute noch für den Sport zu interessieren, den die Kinder ausüben. So werden Irrtümer, gefährliches Unwissen und falsche Trainingsinhalte von Generation zu Generation weitergegeben.

Und Fairness, Respekt, Anstand und Teamgeist? Manchmal gibt es das natürlich noch, das stimmt, und manchmal stehen Moral und Ehrlichkeit tatsächlich im Vordergrund von Spielern wie Trainern. Im Sportverein lernen Kinder allerdings auch von früh auf, wie sie den Gegner versteckt foulen, Zeit schinden oder selber mit einer geschickten »Schwalbe« einen Freistoß, einen Elfmeter oder andere Vorteile für sich und ihr Team herausholen. Dies gilt für alle Ballsportarten.

Kinder lernen im Verein, was ein taktisches Foul ist, wie

sie bei einer knappen Führung das Spiel verzögern und den Gegner mit Psychotricks so lange provozieren, bis er die Nerven verliert und sich zu unüberlegten Handlungen hinreißen lässt. Im Tennis lernen schon kleine Kinder, knapp an der Linie aufkommende Bälle anzuzweifeln und den Gegner aus dem Konzept zu bringen. Statt Fairplay geht es häufig um Tricksen, Täuschen und Schummeln.

Zugegeben, natürlich gibt es auch jene Trainer, die intuitiv und aus Erfahrung alles richtig machen – egal, ob sie einen Trainerschein besitzen oder nicht. Die den Kindern vor allem die Freude an der Bewegung und den Spaß am Spiel vermitteln, die keinen falschen Ehrgeiz haben und ihre Schutzbefohlenen nebenbei zu Anstand und Ehrlichkeit erziehen. Diese Trainer muss man stärken und unterstützen, sie sind es, die allerhöchste Anerkennung verdienen und Lob dafür, dass sie ihre Zeit opfern und Tag für Tag auf dem Trainingsplatz oder in der Halle stehen. Bei Regen, Schnee und Eis, werktags und auch am Wochenende, egal, wie sehr die Kinder quengeln und die Eltern nerven.

Vor den anderen aber, die es vielleicht gut meinen, aber nicht gut machen, muss man die Kinder schützen. Damit sie heil bleiben an Körper und Seele.

2
Ein Unfall? Nein, zu viel Sport!

Stefan kam mir lächelnd entgegen, aber sein Lächeln wirkte angestrengt. Er kam auf Krücken daher gehumpelt und hob das linke Bein bei jedem Schritt an, um es bloß nicht zu belasten. Bestimmt ein Ski-Unfall, dachte ich, denn Stefan war sehr sportlich. Gerade mal Anfang vierzig, kein Gramm Fett zu viel, sehnig-durchtrainiert.

»Ein Unfall auf der Piste?«, fragte ich besorgt.

»Nein, eine Operation«, sagte er.

»Oh, was Schlimmes?«, wollte ich wissen.

»Ich habe vor zwei Wochen ein künstliches Hüftgelenk bekommen«, erklärte Stefan.

Ungläubiges Staunen. Ich sagte nichts.

»Diesmal links. Auf der rechten Seite habe ich schon seit acht Jahren eine künstliche Hüfte.«

Ich war perplex. Eine neue Hüfte? Bei einem schlanken gesunden Mann wie ihm? Ich kannte Stefan nur flüchtig, sah ihn alle paar Wochen, wenn unsere Jungs gemeinsam einen Sportlehrgang besuchten. Ein freundlicher Vater, mit dem man gut reden konnte. Er fuhr gerne Rennrad, das wusste ich, und man sah ihm an, dass er früher viel Sport getrieben haben musste. Keine 70 Kilogramm wog er. An zu viel Gewicht konnte es jedenfalls nicht liegen, dass er in so jungen Jahren neue Gelenke brauchte.

Mich ließ die Frage nicht los, warum ein schlanker, sportlicher Mann im Alter von gerade mal zweiundvierzig Jahren bereits mit zwei künstlichen Hüftgelenken herumlief, vielmehr: herumhumpelte. Vielleicht steckte eine seltene Kno-

chenkrankheit dahinter, ein angeborener Gelenkdefekt oder
ein schlimmeres Leiden. Mich interessierte der medizinische
Grund, aber ich wollte nicht indiskret sein.

Stefan schien meine Gedanken zu erahnen, denn er erzählte bald von sich aus, warum die Operation notwendig
geworden war:

»Ich habe früher zu viel Sport getrieben, die Hüften sind
hin. Ich hatte unendliche Schmerzen, es ging nicht mehr«,
sagte er. »Wie gesagt: Die andere Hüfte ist bereits vor acht
Jahren ausgetauscht worden.«

Es stellte sich heraus, dass Stefan als Jugendlicher immer
gerne Sport getrieben hatte. Zunächst war er Mitglied in
einem Leichtathletikverein gewesen, und zudem ist er in
seiner Freizeit gerne geschwommen. Einer seiner Leichtath-
letiktrainer war begeisterter Triathlet. Er fragte unter den
Jungs im Training herum, wer Interesse hatte, und schon
bald konnte er einige der Jugendlichen – darunter Stefan –
für den Dreikampf aus Schwimmen, Radfahren und Laufen
gewinnen. Mit sechzehn Jahren fingen sie mit dem intensiven Training an.

»Wir haben trainiert wie blöde«, erinnert sich Stefan. »Jeden Tag, immer voll auf die Knochen. Und wenn eine Einheit vorbei und das Training eigentlich beendet war, gab es
eine Art internen Wettkampf unter uns, wer noch eine Runde drauflegte.« Das bedeutete beispielsweise, im Schwimm-
bad acht Kilometer zurückzulegen – das sind in einem
50-Meter-Becken 160 Bahnen gleichförmig hin und her –
und dann unter der Dusche auf die Idee zu kommen, mit der
nachfolgenden Trainingsgruppe noch mal 1500 Meter dran-
zuhängen. »Wir wollten es uns beweisen, und der Trainer
hat das unterstützt.« Stefan schüttelt den Kopf, als ob er sich
heute noch über die Dummheiten von damals aufregt. Wo-

bei unklar bleibt, ob er die seines Trainers oder die eigenen meint.

»Wir hatten einen perversen Trainingsrhythmus von 21 Tagen mit intensiven Laufeinheiten am Stück und dann einem Tag Pause«, sagt Stefan. »Aus heutiger Sicht ist das total unvernünftig, völlig bescheuert, aber wir haben weitergemacht. Und wenn mal was weh tat, haben wir einfach ein paar Schmerzmittel geschluckt und die Zähne zusammengebissen.«

Laufen, bis der Arzt kommt. Lange Läufe von 12 oder 15 Kilometern, vorher gelegentlich noch Sprinteinheiten. Jeden Tag, drei Wochen am Stück – dann ein lächerlicher Tag Pause für den Körper. Das hält kein Gelenk lange aus, auch wenn es nur ein Körpergewicht von vielleicht 68 Kilogramm tragen muss.

Stefan schüttelt den Kopf, während er von dem monströsen Trainingspensum erzählt, das er und seine Teamkameraden sich damals zugemutet haben, ohne dass sie ein Trainer oder jemand anders daran hinderte. Er wird allerdings wehmütig, als er sich daran erinnert, dass er ein paar Jahre als Triathlon-Profi unterwegs war. Er war damals Anfang zwanzig, so lange ist das noch nicht her. Wettkämpfe quer durch Europa, ab und zu auch in den USA. »Anfangs stand der Spaß im Vordergrund, aber das Training hat mich kaputt gemacht.« Stefan schaut ernst, dann humpelt er weiter, um seinem Sohn beim Training zuzusehen.

Ortswechsel. Norditalien, ein Spätsommerurlaub am See. Wir haben uns auf einem Campingplatz eingerichtet, wenig Rummel, idealer Ferienausklang. Der Zeltplatz liegt an einer kleinen Straße, danach kommt nur noch ein nahezu verlassener Ort. Dort endet der Weg, weil sich das Felsmassiv am Ortsende am Rand des Sees auftürmt. Ich jogge jeden Tag auf der Straße am See entlang. Der Weg führt durch drei kurze Tunnel, es ist kaum Verkehr, weil die Straße in einer Sackgasse endet. Hin und zurück sind es knapp sieben Kilometer.

Ich komme verschwitzt zurück von meinem Lauf und treffe den Freund, mit dessen Familie wir hier Urlaub machen. Er fragt, wie es war, er sieht meinen zufriedenen Gesichtsausdruck, und ich erzähle ihm von der schönen Strecke, die in Kurven am Ufer entlangführt, und frage, ob er morgen nicht mitkommen wolle.

»Ich kann das nicht«, sagt er. »Keine Chance, leider.«

Ich verstehe nicht, was er meint. Dazu muss man wissen: Der Mann hat eine Traumfigur. Er hat Sport studiert, ist an den richtigen Stellen muskulös, gut trainiert und wiegt 80 Kilogramm bei 1,86 Meter Körpergröße. Bis heute ist er ein begeisterter Surfer. Und er hat zwölf Jahre lang Fußball gespielt, zumeist in der vierthöchsten deutschen Spielklasse, was ziemlich gleichbedeutend ist mit Leistungssport. Wer so weit oben spielt, ist sowohl von seinem körperlichen Leistungsvermögen her als auch von seinem fußballerischen Talent ungleich näher dran an Bundesliga-Profis als ein Hobby-Kicker aus der Kreisklasse an ebenjenen Fußballern der vierten Liga.

»Geht leider nicht, meine Knie sind kaputt. Die sind hinüber«, sagt der Freund. »Zu lange zu falsch trainiert.« Nach ein paar Metern würden ihm die Gelenke weh tun. Keine Chance, wirklich nicht. »Das geht schon lange nicht mehr.«

Moment, was ist da los? Ich bin 1,98 Meter groß und wiege um die 100 Kilogramm und war zeitlebens ein zwar begeisterter, aber ziemlich mittelmäßiger Sportler, der in den untersten Ligen Fußball und Tischtennis gespielt hat, aber bis heute gerne und regelmäßig joggt, Rennrad fährt, Tennis spielt und im Altherrenfußball-Team mit sparsamen Bewegungen auf Pässe seiner Mitspieler wartet. Und ich bin in der Lage, diese Sieben-Kilometer-Runde zu joggen, auf denen mich Stefan, der ehemalige Triathlet, wie auch der Freund, der ehemalige Fußballer, früher vermutlich dreimal überholt hätten? Die beiden gehen hingegen an Krücken oder könnten vor lauter Beschwerden erst gar nicht zu diesem lockeren, kleinen Dauerlauf antreten?

Irgendetwas läuft da falsch, und zwar gewaltig.

Der Sport hat diese sportlichen Männer kaputt gemacht, und das nicht erst in fortgeschrittenem Alter, sondern schon vor Jahren. Offenbar gilt die Regel, je besser und talentierter jemand ist, desto größer ist die Gefahr für Zerstörungen und bleibende Schäden. Und wie ist das heute, hat sich wirklich so viel geändert?

Zu diesen Eindrücken passt die Krankengeschichte vieler ehemaliger Spitzensportler wie etwa die von Boris Becker. Deutschlands erster und bis heute jüngster Wimbledon-Sieger aller Zeiten, der im Jahr 1985 in London triumphierte. Ein Super-Sportler, ein nimmermüder Kämpfer. Sein kraftvolles Spiel hat ihm den Namen »Bumm-Bumm-Boris« eingebracht, seine Sprünge zu unerreichbar erscheinenden Bällen sind unter dem Namen »Becker-Hecht« in die Sport-Geschichte eingegangen. Heute ist er – man muss das so deutlich sagen – Sport-Invalide und kann nur mit Mühe die Treppen zu seinem Platz erklimmen, um seinem Schützling Novak Djokovic bei dessen Matches zuzusehen. Auch Boris Becker hat künstliche Hüftgelenke, dabei ist er noch keine fünfzig.

Sein Lebenswandel war zwar nicht immer solide, aber prägend für seinen heutigen Zustand waren nicht die Zerstreuungen neben dem Platz, sondern die Belastungen auf

dem Platz, in der Tennishalle, in Sportarenen und Trainings-
zentren drum herum.

Die Beispiele lassen sich fortsetzen. Viele ehemalige Profisportler können sich heute kaum mehr bewegen. Fußballer,
Basketballer, Handballer, Tennisspieler und andere Sportler – viele von ihnen haben künstliche Gelenke, starke Arthrose, heftige Schmerzen und Beschwerden aller Art. Und
auch viele Freizeitsportler – und unter ihnen sind es ebenfalls gerade die Besseren und Talentierteren – haben dauerhaft Schmerzen und diverse Gelenkoperationen hinter sich.

Der Fehler liegt offenbar im System. Sport ist zwar noch
immer eine der schönsten Nebensachen der Welt und in der
richtigen Dosis wohltuend und gesund. Aber anscheinend
gilt das nur dann, wenn man ihn vernünftig betreibt und
nicht in die Versuchung gerät, Leistungssport zu treiben. Ta-
lentierte Kinder sind besonders gefährdet, zu früh in die
Mühlen eines Systems zu geraten, das ihnen nicht guttut,
sondern sie kaputt macht.

Allerdings hält der menschliche Körper erstaunlich viel
aus. Man muss schon eine Menge mit ihm anstellen und ihn
immer wieder malträtieren, bis er wirklich Schaden nimmt.
Und solange immer einige Sportler die Fron, den Kampf
und Krampf halbwegs überstehen und es zum Profi schaffen, solange sie weiterhin Medaillen und Turniere gewinnen
und ihr Land stolz machen, wird es so weitergehen.

Wer kennt schließlich die Handvoll – oder sind es ein paar
Dutzend oder gar ein paar hundert –, die auf der Strecke
geblieben sind, während der eine Weltmeister oder Olympiasieger sich im Glanz des Ruhmes sonnt? Wer weiß schon,
wie viele noch begabtere und talentiertere Kameraden es im
Umfeld jedes Fußballnationalspielers, jedes Handballbundes-
ligaspielers und jedes Basketball- oder Tennisprofis gab, der

mit Kreuzbandriss, Knorpelschaden, Übermüdungsfraktur oder Gelenkverschleiß bereits mit Anfang zwanzig seine Karriere beenden musste, bevor sie überhaupt richtig begonnen hatte?

Für die Ehrgeizigen und Talentierten, die nicht mit dem Sport ihren Lebensunterhalt verdienen können, heißt das allerdings auch: Der Sport produziert Verletzte und Versehrte. Verkorkste sowieso. Das ist gleichsam die Nebenwirkung, die billigend in Kauf genommen wird. Und dieser Befund gilt nicht nur für die Profis oder für solche, die es schon immer werden wollten, sondern das trifft auch für die ganz Kleinen zu, im Freizeit- und Breitensport. Es fängt bereits in jungen Jahren an. Der Fehler hat System.

3
Risiken und Nebenwirkungen bei ehrenamtlichen Trainern

Es gibt so viele unterschiedliche Trainertypen, wie es Trainer gibt. Trotzdem lassen sich verschiedene Muster erkennen und bestimmte Charakteristika, die man immer wieder auf den Sportplätzen und in den Turnhallen des Landes antrifft. Viele, wenn auch nicht alle dieser Eigenarten gehen mit typischen Risiken für die Kinder einher, die von diesen Trainern betreut werden.

Junger Aktiver aus der 1. oder 2. Herrenmannschaft

Diese Trainer sind noch sehr jung, vielleicht Anfang zwanzig. Sie spielen in der Herrenmannschaft, manchmal sogar noch in der A-Jugend. Sie stehen voll im Saft. Da sie selbst regelmäßig im Wettkampf aktiv sind und mehrmals in der Woche trainieren, meinen sie zu wissen, was zu einem ordentlichen Training gehört. Ihre Trainingslehre ist ganz einfach: Sie übertragen ihr Training auf das der Kinder und Jugendlichen und bieten ihnen die gleichen Übungen an, die sie selbst machen müssen, allerdings in einer abgespeckten Version. Statt sich zehnmal den Medizinball zuzuwerfen, müssen es die Jugendlichen dann beispielsweise nur sechsmal machen. Statt 20 Liegestützen stehen nur zehn auf dem Programm.

Genau darin besteht die Gefahr. Denn der heranwachsende Körper der Kinder und Jugendlichen ist noch nicht so stabil, dass er diese Belastungen verträgt, zudem sollten gerade bei kleineren Kindern die spielerischen Elemente im Training im Vordergrund stehen – und nicht Lauf- oder Krafteinheiten. Kinder sind keine kleinen Erwachsenen. In jungen Jahren sind andere Schwerpunkte nötig.

Alter Haudegen

Diese Herren befinden sich bereits im Rentenalter oder sind frühpensioniert. Und sie trainieren so, wie sie schon immer trainiert haben, jahrzehntelang. Was soll an 40 oder gar 50 Jahren Erfahrung schließlich falsch sein? Das hat uns damals auch nicht geschadet, ist ihre Devise. Die Hauptgefahr bei diesen Trainern: Sie glauben unverbrüchlich an das Motto »Viel hilft viel« und überfordern damit zumeist ihre Schützlinge. Für sie ist ein Training nur dann ein gelungenes Training, wenn die Kinder und Jugendlichen hinterher heftigen Muskelkater haben, ihnen alles weh tut und sich ein paar der Sportler anschließend vor Anstrengung übergeben müssen.

Da muss man durch. Das härtet ab und schadet nichts. Wir haben damals noch viel heftiger trainiert – das sind die Parolen, mit denen sie ihr straffes Programm begründen und unbeirrt daran festhalten. Ihre Einstellung gegenüber neumodischen Trainingsmethoden mit Wackelbrettern und Gummibändern? Hör mir auf damit, bringt doch nichts.

Ehemaliger Leistungssportler,
der es fast zum Profi gebracht hätte

Er hat früher mal mit Klaus Allofs oder Bastian Schweinsteiger oder Dirk Nowitzki in der B-Jugend gespielt. Er war ein noch größeres Talent als diese drei und wurde schon früh von den Scouts der Profimannschaften entdeckt und für höhere Aufgaben empfohlen. Im alles entscheidenden Spiel, in dem Talente für den Bundesligakader gesichtet wurden, hat er leider verletzungsbedingt gefehlt oder nicht seine optimale Leistung abrufen können.

Er erzählt gerne von den alten Zeiten, den vielen Meisterschaften und Pokalen, die er beinahe gewonnen hätte. Das ist manchmal anstrengend, aber nicht weiter schlimm. Er weiß auch heute noch, was für eine Profikarriere wirklich wichtig ist. Und er erkennt die Talente bereits in ganz jungen Jahren, dafür hat er einen Riecher. Seine Erfahrung und sein Wissen möchte er gerne weitergeben, und die Kinder, die er trainiert, will er ganz nach oben bringen. Hier wird es heikel, denn die Gefahr ist groß, dass dieser Trainer die Kinder überfordert, nicht geduldig genug mit ihnen umgeht und sie überlastet. Sein Ehrgeiz und die Kränkung, es selbst nicht bis ganz nach oben geschafft zu haben, können gefährlich werden und zu einem überharten Training führen.

Der Sportstudent

Er will den ihm anvertrauten Kindern und Jugendlichen die neuesten Trainingslehren und die besten Übungsformen weitergeben. Er weiß, wie ein sinnvolles Training aufgebaut ist und welche Inhalte wichtig sind, um Kinder und Jugendliche nicht zu überlasten und Verletzungen vorzubeugen. Er hat das alles gerade erst im Studium gelernt. Dazu benutzt er komplexe Taktiktafeln und Videoanalysen. Eigentlich ist er auf einem guten Weg.

Er überschätzt allerdings manchmal, was er im Freizeitsport eines Vereins tatsächlich umsetzen kann – und was nicht. Anfangs hält er noch an seinen Plänen und Ideen fest. Die größte Gefahr besteht darin, dass er aufgibt – und fortan das gleiche Training anbietet wie die anderen Jugendtrainer. Oder er wird abgelöst, weil die Starrköpfe im Verein seine modernen Methoden nicht schätzen. Diese Reaktionen gibt es auch im Profisport – man erinnere sich nur daran, wie Ralf Rangnick als »Fußball-Professor« verspottet wurde, weil er innovative Methoden einführte, oder Jürgen Klinsmann der Lächerlichkeit preisgegeben wurde, als er sich die Hilfe von Hockey- und Leichtathletiktrainern holte und mehr Wert auf Koordination und Gleichgewichtsübungen legte – er galt fortan als »der Trainer mit den Gummibändern«.

Der Idealist

Er ist dankbar und will der Gemeinschaft zurückgeben, was er als Jugendlicher einst selbst an Unterstützung und Förderung erfahren hat, sei es bei den Pfadfindern, im Sportverein oder in der kirchlichen Jugendgruppe. Ihm ist es wichtig, dass die Kinder den Sport vor allem spielerisch sehen und nicht zu verbissen. In seinem Training haben die Kinder viel Spaß, auch wenn sie in den Punktspielen und Wettkämpfen immer mal wieder verlieren. Diesem Trainer ist das aber nicht so wichtig. Für ihn zählt das Erlebnis und nicht das Ergebnis.

Die Gefahr besteht darin, dass diese Form des Trainings nicht lange anhält, weil die besonders ehrgeizigen Eltern schnell durchsetzen werden, dass dieser Trainer nicht mehr lange das Training ihrer Kinder leitet. Zu wenig Schwung, zu wenig Ehrgeiz, zu wenig Leistungsorientierung, lauten die Vorwürfe. Da geht ja nichts voran! Der freundliche Idealist wird dann ersetzt – irgendwo im Verein findet sich noch ein Schleifer alter Schule, der die Kinder stärker fordert und manchmal leider auch überfordert.

Engagierter Vater, der sich und das Kind überschätzt

Eigentlich wollte er zunächst gar nicht das Training übernehmen. Aber da der Sohn oder die Tochter nun mal so gerne Fußball spielen (oder Handball, Volleyball, Basketball oder jede andere beliebige Sportart), hat er sich letztlich doch breitschlagen lassen. Schließlich hat er ja früher selbst einmal gespielt, er weiß noch, wie das geht. Er ist überzeugt davon, dass sein Sohn das Zeug hat, es im Sport ganz nach vorne zu bringen. Mit dieser Überzeugung steht er allerdings weitgehend allein da.

Weil die anderen Kinder und Eltern das Talent des Trainersohnes nicht erkennen und sowieso alles Ignoranten sind, vernachlässigt er das Training für die anderen Kinder. Seinen eigenen Sohn wechselt er nie aus, der spielt immer und auch immer über die volle Spielzeit und riskiert damit Überlastungsschäden. Solche Trainer sind nicht wirklich bedrohlich für die anderen Kinder. Allerdings wird das Gerechtigkeitsempfinden der Kinder auf eine harte Probe gestellt, weil der Trainersohn ständig eingesetzt und bevorzugt wird.

Engagierter Vater, strenge Schule

Eigentlich wollte er gar nicht das Training übernehmen. Aber da der Sohn oder die Tochter nun mal so gerne Fußball spielen (oder Handball, Volleyball, Basketball oder jede andere beliebige Sportart), hat er sich – siehe oben – letztlich doch breitschlagen lassen. Schließlich hat er ja früher selbst einmal gespielt, er weiß schon noch, wie das geht. Er ist überzeugt davon, dass sein Sohn oder seine Tochter zu verweichlicht ist und bisher nicht gelernt hat, sich richtig anzustrengen und gegen Konkurrenten durchzusetzen.

Während des Trainings wird dieses Trainerkind deshalb besonders gefordert und von seinem Vater extra hart rangenommen. Im Spiel wird das eigene Kind oft ausgewechselt, weil die anderen Eltern auf keinen Fall den Eindruck bekommen sollen, dass der Trainer es begünstigt. Die Gefahr im Training besteht in der strengen und ehrgeizigen Einstellung dieses Übungsleiters: Im Leben wird einem nichts geschenkt, lautet seine Devise. Deshalb werden auch die anderen Kinder mit besonders anstrengenden Übungen malträtiert und wenig geschont. Sind sie verletzt, besteht die Gefahr, dass der Trainer sie zu früh wieder einsetzt oder ihnen vermittelt, sich nicht so anzustellen und »die Zähne zusammenzubeißen«.

Der Schwellentrainer

Er ist noch jung, hat keinen Plan und weiß eigentlich nicht genau, was er mit den Kindern und Jugendlichen in seinem Training anfangen soll – außer dass er sie in den nächsten eineinhalb Stunden irgendwie beschäftigt. Er heißt Schwellentrainer, weil er sich erst mit Übertritt der Schwelle zur Halle oder zum Spielfeld überlegt, was die Kinder jetzt machen sollen. Bisschen laufen, bisschen dehnen, ein paar Übungen mit dem Ball und dann ein abschließendes Spiel gegeneinander. Die Kinder machen Quatsch, er sitzt mit dem Smartphone in der Hand am Rand.

Wenn es gut läuft, haben die Kinder bei diesem Trainer viel Spaß und verbessern spielerisch ein paar läuferische Fähigkeiten und ihre Balltechnik. Wenn es schlecht läuft, sind die Kinder überhaupt nicht aufgewärmt, kennen keinerlei koordinative Übungen und sind daher nicht genügend vorbereitet, wenn sie im Spiel gegeneinander mit vollem Einsatz zur Sache gehen. Die Verletzungsgefahr ist daher naturgemäß groß. Technik und Geschicklichkeit der Kinder und Jugendlichen verbessern sich kaum.

4
Der falsche Ehrgeiz der Eltern

»Da wollten die Eltern gewinnen. Die Kinder haben geweint.«
Fotograf Manfred Binder, der dokumentiert hat,
wie in Linz bei einem Laufwettbewerb vierjährige Kinder
an der Hand ihrer Eltern ins Ziel gezerrt wurden

Eltern haben es am Spielfeldrand nicht leicht, wenn ihre Zöglinge auflaufen. Eigentlich können sie es nur falsch machen – entweder sie liefern zu wenig Unterstützung oder nicht die richtige. Manchmal ist es allerdings offensichtlich, dass sie ihren Kindern nicht guttun und besser zu Hause geblieben wären. Anstatt sie zu unterstützen oder sich ganz zurückzuhalten, sind die Kinder eingeschüchtert oder entwickeln übertriebenen Ehrgeiz.

Der überehrgeizige Vater

Er gibt während des ganzen Spiels Anweisungen von der Seitenlinie. Nicht eine Minute lang ist er ruhig. Eigentlich ist er der viel bessere Trainer – das meint er zumindest. »Max, schieß du den Freistoß«, ruft er ins Spiel, auch wenn sich der Trainer gerade dafür entschieden hat, dass Leo den Freistoß schießen soll. Oder: »Max, lauf mit zurück, das ist dein Mann!«

Bei Fouls an seinem eigenen Kind ist er ungnädig. »Max, das war nichts – steh wieder auf«, ruft er gerne ins Spielfeld, wenn der Sohn sich weinend auf dem Rasen krümmt. Der temperamentvolle Vater gibt aber nicht nur dem eigenen Sohn, den anderen Spielern und zusätzlich dem Trainerstab Ratschläge, sondern auch dem Schiedsrichter.

Wenn sein Kind talentiert ist, ist er stolz. Ist es nicht so begabt im Sport, misst er die Einsatzzeit beim Fußball oder Handball mit der Stoppuhr und vergleicht sie mit der anderer Kinder, die seiner Meinung nach noch weniger können als sein eigener Zögling. Bei besonders ausgeprägten Vertretern dieser Spezies schauen die Kinder nach jeder Ballberührung ängstlich an den Seitenrand, ob ihr Verhalten auch tatsächlich das Wohlwollen des Vaters findet.

Diese Eltern waren mit ihren Zöglingen schon zum Probetraining bei einem Bundesligisten, als die Kinder erst acht, neun Jahre alt waren. Aber auch wenn das damals nichts geworden ist, prüfen sie sorgfältig die Angebote und Fördermöglichkeiten der Vereine in der Nachbarschaft. Solche Eltern gefährden ihre Kinder, weil diese womöglich Verletzungen oder Schmerzen verschweigen, um Vater oder Mutter nicht zu enttäuschen. Zudem entwickeln sie sich häufig zu egoistischen Sportlern, die ihre Mitspieler kaum beachten, weil sie die ganze Zeit damit beschäftigt sind, ihren skeptischen Eltern am Spielfeldrand zu gefallen.

Taxi-Mum und Taxi-Dad

Sie übernehmen bereitwillig jede Fahrt zu einem Auswärtsspiel, auch wenn es mehr als 70 Kilometer bis nach Weitweghausen sind. Sie klagen nicht, auch wenn sich die Eltern dazu bereits am Sonntagmorgen um sieben Uhr mit ihren verschlafenen Zöglingen am Vereinsgelände einfinden müssen.

Sie laden ihr Auto mit Mitspielern voll und verzichten am Wochenende auf Ausflüge oder Skitouren, um die Kinder zu ihren Spielen und Wettkämpfen kutschieren zu können.

Während des Spiels stehen sie zumeist stumm da oder unterhalten sich mit den anderen Eltern. Manchmal bekommen sie nicht mal den Spielstand mit. Sie mischen sich nie ein und würden auch nie auf die Idee kommen, ihren Kindern Anweisungen zu geben, wie die zu spielen haben. Sie sind traditionell auch diejenigen, die am häufigsten die Trikots der Mannschaft waschen. Von ihnen geht keine Gefahr aus, im Gegenteil. Es ist allerdings zu befürchten, dass sie immer seltener werden.

Die überbesorgten Eltern

Sie packen bereits zu Hause mit ihrem Kind die Sporttasche und achten darauf, dass sich darin genügend Getränke, Energieriegel für zwischendurch, etwas Herzhaftes für die Zeit nach dem Spiel und vor allem warme Kleidung befinden. Sie prüfen, ob die Thermounterwäsche noch genügend warm hält und ob bei dem nasskalten Wetter nicht Handschuhe während des Spiels angebracht wären. Sie schauen ihren Kindern oft beim Spielen zu, allerdings hauptsächlich aus der Sorge, dass sich das Kind in der Halbzeitpause und direkt nach dem Spiel nicht warm genug anzieht. Und genug trinken muss es zwischendurch auch.

Ins Spielgeschehen mischen sich diese Eltern normalerweise nicht ein, es sei denn, ihr Kind wird gefoult. Dann werden sie zu lautstarken Löweneltern, die nicht nur eine Rote Karte, sondern auch ewige Verdammnis für den Gegenspieler, seine Mannschaft, die Trainer und die Angehörigen fordern. Ansonsten sind sie harmlos, auch wenn es sozial bedrohlich für ihre eigenen Kinder und deren Akzeptanz in der Mannschaft sein kann, wenn sie sich auch im Alter von dreizehn Jahren noch nicht die Schuhe binden können.

Ehemaliger Leistungssportler, der es fast zum Profi gebracht hätte

Auch er hat ganz früher mal mit Klaus Allofs oder Bastian Schweinsteiger oder Dirk Nowitzki in der B-Jugend gespielt. Auch er war ein noch größeres Talent als sie und wurde von den Scouts der Profiteams entdeckt und sofort für höhere Aufgaben empfohlen. Und auch er fehlte in dem entscheidenden Spiel, als es darauf ankam, den Profivertrag zu unterschreiben. Er kennt sich aber noch gut aus und teilt den anderen Eltern gerne mit, wie gut er früher selbst gespielt hat und welche Mängel die Kinder noch aufweisen und dass sie leider völlig falsch trainiert werden. Er würde ja gerne seine Erfahrung einbringen, habe aber leider keine Zeit. Aber das Spiel anzusehen, das sei schon manchmal hart, wenn man so viel Erfahrung mitbringt und wüsste, wie es besser geht.

Die Gefahr besteht vor allem darin, dass ein solcher Vater einmal das Training der Kinder übernimmt.

5
Vorsätzliche Körperverletzung: riskante Übungen

»Da wir so viele Verletzte hatten, konnte der Trainer
zum Schluss nur noch zwischen dem Busfahrer und mir auswählen.
Der Busfahrer hatte jedoch keine Schuhe dabei,
so dass ich dann ins Spiel gekommen bin.«
Jan-Aage Fjörtoft, ehemaliger Bundesligaprofi

Der menschliche Körper hält viel aus und ist erstaunlich belastbar. Es dauert deshalb eine Weile, bis sich falsches Training und Fehlhaltungen bemerkbar machen. Manche Trainer tun allerdings alles dafür, dass sich die Beschwerden möglichst schnell einstellen.

Klappmesser: aufwärmen mit Turnvater Jahn

»Wenn sich jemand dehnen will, soll er nach Dänemark fahren.
Bei mir wird gelaufen, da kann keiner quatschen.«
Eduard Geyer, ehemaliger Bundesligatrainer

Manchmal sieht man es auf den Fußballplätzen immer noch oder auch am Straßenrand: Mit zackig-federnden Bewegungen versuchen Freizeitsportler bei durchgedrückten Beinen die Finger oder gar die ganze Handfläche auf den Boden zu bekommen. Diese Leibesertüchtigung in Turnvater-Jahn-

Manier mag Zuchtmeister alter Schule erfreuen – gesund ist sie nicht unbedingt. Der Mensch ist schließlich kein Gummiband. Bei dieser Übung werden die Muskeln so abrupt und stark gedehnt, dass Verletzungen drohen. Ein Klassiker ist das Klappmesser trotzdem noch immer: Wer die Übung zu schnell macht, merkt das ziemlich bald an einem ziehenden Schmerz an der Rückseite der Oberschenkel.

Aus sportmedizinischer Sicht ist diese Einheit zumindest fragwürdig: »Das bringt nun wirklich nicht viel«, sagt Bernd Wolfahrt, Chefarzt der Sportmedizin an der Berliner Charité. »Die Dehnung ist nicht ausreichend, um die Beweglichkeit zu verbessern, und es ist nicht genügend Dynamik dabei, um sich mit dieser Übung anständig aufzuwärmen.« Zudem wird die Lendenwirbelsäule bei dieser Übung übermäßig belastet.

Wenn es gutgeht, folgt auf die forsche Dehnerei nur ein bisschen Muskelkater. Es kann aber auch zu Zerrungen und kleinen Muskelrissen kommen. Die Muskeloberfläche ist von einer Faszie umgeben, einer spiegelglatten, feinen Membran. Ist dort eine Unterbrechung, handelt es sich, je nach Größe, um einen Faserriss oder sogar einen Bündelriss. Ist da keine Unterbrechung, aber eine deutlich erhöhte, schmerzende Grundspannung, spricht man von einer Verhärtung. Dann besteht die Gefahr, dass der Muskel sich bei weiterer Belastung verletzt.

Wenn sich aber an dem Muskel ein feiner Saum Flüssigkeit befindet, dann ist dort eine leichte Verquellung entstanden und die Nervenversorgung des Muskels gestört. Dadurch ist die gesunde Grundspannung nicht mehr gegeben. Die Muskeln sind also empfindlich, und ein zackiges Dehnen kann ihnen ziemlich zusetzen.

Bei Muskelkater nicht noch mehr Belastung

Auf Muskelkater reagieren viele Trainer und Betreuer im Sport falsch – sie nehmen die Beschwerden überhaupt nicht ernst. Muskelkater wird immer noch verkannt. Schließlich glaubten selbst Sportmediziner bis vor kurzem, dass Muskelkater durch die Ablagerung von Milchsäure (Laktat) nach großen Anstrengungen entsteht. Dabei hat Laktat nur eine Halbwertszeit von einer knappen halben Stunde, es verschwindet erstaunlich schnell. Muskelkater tritt hingegen erst nach mehreren Stunden auf, wenn die Milchsäure sich schon wieder verflüchtigt hat. Dennoch bemühen immer noch viele Laien und manche Fachleute die Laktat-Hypothese.

Inzwischen weiß man: Feinste Risse und Überdehnungen der Gleitelemente innerhalb der Muskelfasern sind der Grund für Schmerzen nach starker körperlicher Anstrengung. Die Mikrotraumen führen zu kleinen Entzündungen, die bewirken, dass Flüssigkeit in die Zellen eindringt – daraufhin schwellen die Muskelzellen an und schmerzen.

In gesunden, schmerzfreien Muskelfasern bewegen sich die nur mikroskopisch sichtbaren Muskelfibrillen anschmiegsam aneinander vorbei. Dazu befinden sich an den Muskelfibrillen kleine Ärmchen, die wie Paddel nach außen abstehen. Mit einer Art Ruderbewegung schieben sie sich an den benachbarten Fibrillen entlang – der Muskel dehnt sich und wird länger. Durch Gleiten in die andere Richtung verkürzt sich der Muskel hingegen wieder. Wird zu stark oder zu schnell geschoben und geglitten, kommt es zu kleinen Verletzungen, und diese Mikrotraumen machen sich als Muskelkater bemerkbar. Der Begriff »Kater« ist offenbar von Katarrh abgeleitet.

Nach neueren Studien verhindern Dehnungen vor oder nach der Anstrengung kaum einen Muskelkater. Hilfreich ist Wärme, etwa durch Bäder oder in der Sauna. Dadurch wird der Schmerz gemildert, und die Muskelfasern heilen schneller, da die Durchblutung gesteigert wird.

Für Freizeitsportler wie Profis heißt das, dass man sich den Muskelkater nicht »aus den Beinen laufen« kann, wie manche Trainer noch immer annehmen und ihre Schutzbefohlenen daher zu noch mehr Bewegung anspornen. Bei leichten Beschwerden ist es kein Problem, trotz Muskelkater zu Training oder Spiel anzutreten. Ist der Muskelkater jedoch stärker, dürfte mehr Gewebe in Mitleidenschaft gezogen worden sein. Die Gefahr für weitere und vor allem schwerere Verletzungen steigt. Statt Training oder Wettkampf wäre Schonung angeraten.

Sit-up: das antrainierte Hohlkreuz

Auch Sit-ups, die gefürchteten Rumpfbeugen zur Stärkung der Bauchmuskulatur, sind fragwürdig. Zumindest in der klassischen Form, wie sie leider immer noch in Sporthallen und auf Trainingsplätzen zu sehen sind. Gegen die Übung ist zwar prinzipiell nichts einzuwenden – allerdings nur, wenn sie richtig ausgeführt wird. Falsch wäre es, bei gestreckten Beinen und gerade auf dem Boden liegenden Rücken den Oberkörper anzuheben, die Arme hinter dem Kopf verschränkt, und bis zu den Beinen vorzufedern und dann in Richtung Knie zu beugen. Der Hüftbeuger zwischen Oberschenkel und Hüfte (Iliopsoas) kann auf diese Weise so stark an der Lendenwirbelsäule ziehen, dass sich ein Hohlkreuz bildet. »Dabei können sich die Muskeln verkürzen und tatsächlich eine Fehlhaltung begünstigen«, sagt Sportmediziner Bernd Wolfahrt.

Sind die Beine angewinkelt und stehen Ober- und Unterschenkel fast im Winkel von 90 Grad zueinander, ist das Risiko für diese eingeübten Beschwerden hingegen geringer. Abgerundete Schultern mit dem Kopf auf der Brust tragen ebenfalls dazu bei, dass man sich keine Haltungsschäden antrainiert und Schädigungen der Wirbelsäule ausbleiben.

Wird bei gestreckten Beinen mit dem Rumpf nach vorne gefedert, lastet hingegen viel Gewicht auf der Lendenwirbelsäule, die noch dazu stark gebeugt wird. Auch diese Belastung für die Bandscheiben ist unnötig und sollte nicht zum Training gehören. Wenn schon Rumpfbeugen, dann gilt: Mit angewinkelten Beinen und runden Schultern, das Kinn auf die Brust.

Kastenspringen: Verletzungen mit Ansage

Die Jungs sind zwei, drei Minuten durch die Halle gelaufen. Ein paar von ihnen fangen zwar schon an zu schwitzen, aber das reicht nicht, um tatsächlich aufgewärmt zu sein und alle Muskelgruppen aktiviert und die Gelenke mobilisiert zu haben. Jetzt pfeift der Trainer kurz und ruft die Jugendlichen zusammen.

Er hat vor dem Training Kästen in die Halle geschoben – jene gefürchteten, klobigen Holzungetüme mit einer Lederauflage, die als Hindernisse unterschiedlicher Höhe dienen. Die 14- bis 16-Jährigen sollen ihre Sprungkraft trainieren, das ist besonders im Basketball, Handball und Volleyball von Bedeutung, also stellen sich alle Jungs davor auf. Zunächst aus dem Stand, dann mit Anlauf sollen sie auf die Kästen springen. Ist eine Höhe gemeistert, wird die nächste Lage aufgelegt, und der Kasten ist etwa 20 Zentimeter höher.

Anschließend wird die Übung umgekehrt ausgeführt. Die Jungs stehen auf dem Kasten und springen von dort auf den Hallenboden. Es geht darum, dass sie gut in den Stand finden. Wurde eine Höhe absolviert, wächst der Kastenturm wieder, und es geht von einer Stufe höher hinab.

»Mit dieser Übung sind Verletzungen garantiert«, sagt ein langjähriger Trainer. »Aber leider beobachtet man das immer wieder: Ohne richtig aufgewärmt zu sein, müssen die Jugendlichen versuchen, ihre maximale Schnellkraft abzurufen. Es gilt das Motto: Je höher, desto besser.« Für die Muskeln und Sehnen ist diese Art von Training eine extreme Belastung, erst recht, wenn die entsprechenden Muskelgruppen nicht spezifisch aufgewärmt worden sind. Dann drohen Muskelzerrungen oder sogar Muskelrisse, und die Sehnen werden gereizt. Mit chronischem Reiz steigt die Wahrscheinlichkeit für einen Sehnenriss. Von Verletzungen der Achillessehne ist beispielsweise bekannt, dass sie fast nur dann reißt, wenn sie schon degenerativ vorgeschädigt ist.

Aber auch für die Gelenke ist der Kastensprung ungünstig: Besonders die Knie, aber auch Sprung- und Hüftgelenke werden überlastet, wenn mit unzureichend vorbereiteter Muskulatur auf hohe Kästen oder von ihnen hinabgesprungen wird. Knorpel und Menisken werden unnötigen Kräften ausgesetzt. Besonders wenn die Koordination nicht ausreichend geschult wurde, drohen Ausgleichbewegungen, mit denen das Gelenk in der falschen Ebene belastet wird und erst recht Schäden zu befürchten sind.

Kopf kreisen lassen: bis der Schwindel kommt

Das Ziel dieser Übung ist es, die Halswirbelsäule zu mobilisieren. Man sieht das manchmal auch bei Profis. So bewegt beispielsweise der Tennisspieler Rafael Nadal den Kopf besonders ruckartig zur Seite – das tut schon beim Zuschauen weh. Da die Wirbelsäule (anders als die Schulter oder die Hüfte) jedoch kein Kugelgelenk ist und die einzelnen Wirbelkörper auch nicht mit Hilfe von Kugelgelenken verbunden sind, gehört das Kopfkreisen nicht zu den physiologischen Bewegungsabläufen und sollte besser unterlassen werden.

Beim schnellen oder intensiven Kreisen des Kopfes können die Bandscheiben oder die Wirbelkörperfortsätze der kleinen Wirbelgelenke geschädigt werden. Bei manchen Menschen löst diese Bewegung Schwindel aus, und es kann zu Gefäßschädigungen kommen. Wichtige Arterien laufen nämlich in unmittelbarer Nähe der Halswirbel in Richtung Kopf und können durch die ruckartige Bewegung abgedrückt oder gar geschädigt werden.

Alternativ sind folgende Übungen zu empfehlen: Seitneigen des Kopfes oder leichtes Vorbeugen und Rückführen des Kopfes.

Hürdensitz: Gelenke strapazieren statt mobilisieren

Ziel der Übung ist es, die Oberschenkelrückseite zu dehnen. Zudem soll die Beweglichkeit der Hüftgelenke auf diese Weise gefördert werden. Problematisch an der Übung ist jedoch die hohe Scherbewegung im Kniegelenk mit einer drohenden Überlastung des Knies auf der Innenseite. Dabei wird das Innenband, aber auch der Innenmeniskus zu sehr strapaziert. Auch auf das Hüftgelenk wirken zu starke Scherkräfte ein.

Besser ist es als Alternativ-Übung, die Muskulatur auf der Rückseite des Oberschenkels im Stand zu dehnen.

Bei den meisten Übungen stellt sich die Frage, was das Ziel ist und was währenddessen passiert. Es kommt nicht zu Problemen, wenn Übungen einmalig durchgeführt werden, sondern erst langfristig entstehen die Beschwerden.

Froschhüpfen und Entengang: Gift für Hüfte und Knie

Hüpfen kann Spaß machen, ist ein sinnvoller Bestandteil von Aufwärmübungen und kann beispielsweise in ein Lauf-ABC integriert werden: Nach einer »normalen« Laufrunde werden die Knie stark angehoben, dann die Fersen Richtung Gesäß geführt, dann folgen Laufeinheiten seitwärts, überkreuz und rückwärts, und dann kommt irgendwann auch das Hüpfen an die Reihe. Normales Hüpfen ist vernünftig, hüpfen die Kinder jedoch aus einer extrem tiefen Lage nach oben (»im Froschsitz«), werden Knie, Knorpel und eventuell auch die Hüften zu sehr belastet. Ähnliches gilt für den Entengang: Die Ausweichbewegungen bei dieser ungewohnten Art der Fortbewegung strapazieren die Knorpel und Bänder im Knie und in der Hüfte zu sehr.

»Und jetzt zehn Liegestützen«: falsche Strafübung

Die Jungs reden ständig, sie machen Quatsch, albern herum, und der Trainer ist ziemlich genervt. Er muss seine Anweisungen mehrmals wiederholen, und sogar wenn er schreit, hören sie nicht sofort auf ihn. Gerade hat sich wieder eine Gruppe gebildet, die am Rand steht und Blödsinn macht. Jetzt ist es dem Trainer zu viel. Er schreit nicht mehr. Ein kurzer Pfiff, dann die Anweisung: »Und jetzt zehn Liegestützen, aber schnell.«

Im zweistündigen Basketballtraining der 12- bis 14-Jährigen kommt es schätzungsweise achtmal, wenn nicht zehnmal vor, dass als Strafaktion zehn Liegestützen fällig sind. Wer besonders nervt und aus der Rolle fällt, muss sogar 20 Liegestützen machen. Als Sanktion im Training ist diese Übung außerordentlich beliebt, nicht nur bei Basketballtrainern. Auch Übungsleiter beim Fußball, Handball, Volleyball, Hockey und sogar beim Schulsport greifen zu solchen disziplinierenden Maßnahmen, wenn ihnen die Kontrolle über die Gruppe entgleitet oder der Lärmpegel schlicht zu hoch ist. Auf diese Weise können innerhalb eines Trainings schon mal 100 bis 150 Liegestützen zusammenkommen.

Na und, was ist denn schon dabei? Liegestützen gehören doch zu den Klassikern der Leibesertüchtigung, da kann man ja wohl nicht viel falsch machen.

Doch, man kann viel falsch machen, und wenn man ein paarmal beim Jugendtraining zuschaut, sieht man immer wieder die gleichen Fehler. Um die Gelenke zu schonen, ist es wichtig, dass die Hände nicht zu weit voneinander entfernt aufgesetzt werden. Im Optimalfall in Schulterbreite oder sogar noch enger zusammen. Werden die Hände weiter entfernt aufgesetzt, belastet dies die Ellbogen wie auch die

Schulter deutlich stärker. Da die Arm-, Schulter- und Rumpfmuskeln in der Pubertät oft noch nicht genügend ausgebildet sind, werden die Gelenke noch intensiver als ohnehin durch diese Übung beansprucht – und das leider nicht in der optimalen Ebene.

Gerade Kinder und Jugendliche, die noch nicht so viel Kraft haben, setzen die Hände bei Liegestützen häufig viel zu weit voneinander auf. Die gelegentliche Fehlbelastung der Gelenke ist zumeist kein Problem. Kommen aber in jedem Training mehr als 100 Liegestützen in falscher Haltung zusammen, ist das durchaus von medizinischer Bedeutung und kann frühen Verschleiß hervorrufen. Die ungünstige Belastung verstärkt den Abrieb innerhalb der Gelenke an Schulter und Ellbogen, und die zu stark beanspruchten Sehnen und Bänder stabilisieren das Gelenk nicht, sondern werden überdehnt.

»Eine korrekt ausgeführte Liegestütze nach einem missratenen Pass ist in Ordnung, fünf nach einem verlorenen Trainingsspiel sind es auch«, sagt ein Stützpunkttrainer. »Mehr ist allerdings nicht nötig und auch nicht gut. 100 Liegestützen zur Strafe sind schlichtweg Quatsch.«

Ein weiteres Problem bei falsch ausgeführten Liegestützen: Vielen Kindern und Jugendlichen fehlt die ausreichende Spannung im Oberkörper, um diesen gerade zu halten, so dass ihr Rumpf durchhängt und ein Hohlkreuz fördern oder verstärken kann. Auch hier gilt: Gelegentlich ausgeführt kommt es nicht zu gesundheitlichen Problemen, wird jedoch die falsche Übung zwei- oder dreimal pro Woche hundertfach wiederholt, können sich Belastungsschmerzen und Fehlhaltungen einschleifen.

Ein weiteres orthopädisches Problem besteht in der unnatürlichen Haltung der Hände. In den meisten Fällen werden bei Liegestützen die Handflächen aufgesetzt. Dabei knicken die Hände im 90-Grad-Winkel zum Unterarm ab, und das ist keine physiologisch günstige Position für die Handgelenke. Auf Dauer oder bei zu häufigen Wiederholungen kann sie zu Schmerzen im Handgelenk führen. Sehnen und Bänder werden überbeansprucht, eventuell droht ein ebenso lästiges wie langwieriges Karpaltunnelsyndrom. Abhilfe bieten Liegestützen auf den Fäusten, die anfangs jedoch gewöhnungsbedürftig sind. Hilfreich sind auch spezielle Griffe, die eine Überstreckung der Hand verhindern. Wenn im Training als Strafe Liegestützen auf dem Programm stehen, werden solche Hilfsmittel jedoch kaum verwendet.

Liegestützen können nicht schaden? Sogar ein Klassiker der Leibesertüchtigung kann Schmerzen und andere gesundheitliche Probleme auslösen, wenn die Übung falsch ausgeführt oder zur Disziplinierung zu häufig angeordnet wird.

Dazu passt ein Erlebnis von zwei Auswahlspielern. Sie sagten ihrem Vereinstrainer, dass sie auch bei ihm gelegentlich gerne jene Übungen trainieren würden, die sie aus dem Kadertraining kennen. Die Reaktion des Trainers war barsch: Er bestimmt, was gemacht wird, er leitet das Training und nicht die Spieler. Er hat sie gleich zu mehreren Strafliegestützen verdonnert.

Kniebeugen mit Gewicht:
Die Gelenke müssen doch kaputtzukriegen sein

Normalen Bewegungen entspricht das wirklich nicht. Üblichen Alltagsverrichtungen auch nicht, es sei denn, man wird per Zeitmaschine ins alte Ägypten zurückversetzt und muss täglich Steine schleppen und Pyramiden bauen. Wer ist dann, bitte schön, auf die Idee gekommen, so etwas in das Trainingsprogramm von Fußballern, Handballern oder anderen Sportlern aufzunehmen?

Die Übung tut schon beim Zuschauen weh, und sie geht so: Kniebeugen mit Gewichten auf den Schultern. Mal sind es Sandsäcke, mal Medizinbälle, die zusätzlich zum Körpergewicht auf die jugendlichen Gelenke draufgepackt werden. Auf jeden Fall etwas, das ziemlich schwer ist und die Knie ordentlich schmerzen lässt. Etliche Hobbykicker kennen die Übung – und Profis sind sie nicht nur dann vertraut, wenn sie Trainingseinheiten von Felix »Quälix« Magath ohne Spätschäden überstanden haben.

Dem Knie tun solche extremen Belastungen nicht gut. In der starken Beuge ist es weniger durch Muskeln geschützt, und die Gelenkinnenhaut, die Menisken, aber auch die Kreuz- und Seitenbänder werden erheblich strapaziert. Das ist schon bei einer normalen Kniebeuge der Fall, aber diese kann dosiert und in Maßen geübt werden. Mit heftigen Gewichten auf den Schultern sind die Knie jedoch schnell überlastet – zumindest wenn diese Übung von Ballsportlern gefordert wird. Bei Gewichthebern ist das etwas anderes, sie müssen diese Bewegung regelmäßig trainieren.

Aber auch ohne zusätzliche Belastung kommt es darauf an, eine simple Übung wie die Kniebeuge richtig auszuführen. Der Rücken muss dazu gerade sein und der Schwerpunkt beim In-die-Knie-Gehen weder zu weit vorne noch zu weit hinten liegen. Zudem sollten die Beine relativ parallel geführt werden. Sind sie in zu starker O-Bein-Stellung, drohen Folgeschäden. Wird eine Kniebeuge mit Gewichten oder gar einem Partner auf dem Rücken ausgeführt, ist das Gift für Knie und Rücken, schließlich bekommt man die Gelenke mit der zusätzlichen Belastung kaum stabilisiert.

Die Beugung kann so stark sein und bei anderen Bewegungsabläufen so selten vorkommen, dass nur wenige Sportler über einen ausreichenden Muskel- und Halteapparat im Kniebereich verfügen, um Gelenkschäden zu vermeiden. Viele Sportler haben Schmerzen, wenn sie auf diese Weise ihre Knie belasten. Eigentlich Alarmsignal genug, um auf diese Übung zu verzichten.

Zudem werden mancherorts im Training noch Kniebeugen eingefordert, bei denen kein rechter Winkel zwischen Ober- und Unterschenkeln angestrebt wird, sondern das Gesäß noch tiefer liegt. »Doch, doch, das wird durchaus noch praktiziert«, sagt Andreas Nieß, Chef der Sportmedizin an der Uniklinik Tübingen. »Obwohl es die Kniegelenke und die Lendenwirbel so sehr belastet, dass es nicht mehr gesund ist.«

Kein Krafttraining für Jugendliche, bitte!

Dass man auch ohne viele Muskeln ein überragender Sportler sein kann, zeigt Thomas Müller Jahr für Jahr aufs Neue. Er sagt manchmal, er habe gar keine. Der Nationalspieler von Bayern München läuft auf spindeldürren Beinen – und hat trotzdem genügend Kraft und Energie, um damit mehr und ausdauernder zu laufen als die meisten seiner Gegenspieler. Kein Grund also, die Muskeln extra im Kraftraum zu trainieren.

Ein großes Risiko für Verletzungen, besonders für Überlastungsschäden in der Jugend, besteht in regelmäßigem Krafttraining. Unter gut ausgebildeten Jugendtrainern gilt dies als verpönt und wird nur unter der Einschränkung befürwortet, dass es von speziell dafür geschulten Trainern begleitet wird. Nach sportwissenschaftlicher Einschätzung reicht es jedoch vollauf und verhindert Verletzungen, wenn die Kinder und Jugendlichen nur mit ihrem eigenen Körpergewicht trainieren und nicht zusätzliche Kilos draufpacken.

Diverse Untersuchungen haben das gezeigt. Mit »nur« einer Stunde Krafttraining pro Woche steigt das Verletzungsrisiko schließlich bereits um 25 Prozent an. Wer regelmäßig zwischen einer und zwei Stunden pro Woche mit Gewichten trainiert, hat schon ein um 43 Prozent erhöhtes Verletzungsrisiko, bei mehr als drei Stunden wöchentlichem Training im Kraftraum steigt die Verletzungsgefahr sogar um 82 Prozent an.

Fachgesellschaften für Sportmedizin und Kinderheilkunde aus diversen Ländern sind deshalb extrem zurückhaltend, Krafttraining für Kinder und Jugendliche zu empfehlen.[1] »Mit 13-Jährigen in den Kraftraum zu gehen ist völliger Quatsch«, sagt ein erfahrener Jugendtrainer. Allenfalls unter Aufsicht und zunächst nur ein bis zwei Einheiten seien demnach ratsam. Wiederholt werden sollen die einzelnen Übungen dann höchstens zwischen 8- und 12-mal – also nicht 50-mal Beinpressen oder 30-mal Bankdrücken hintereinander, wozu Kinder und Jugendliche manchmal angespornt werden.

»Unkontrolliert im Verein oder im Fitnessstudio steigt das Risiko für Verletzungen mit Krafttraining ganz erheblich«, warnt beispielsweise der schwedische Sportmediziner Mats Hammar. »Die Kinder erschöpfen sich dadurch zu sehr und powern sich aus. Deshalb haben sie nur noch eine eingeschränkte Muskelkontrolle und werden anfälliger. Zudem stemmen sie oft Gewichte mit der falschen Technik, benutzen zu schwere Gewichte und trainieren zu oft.« Da die meisten Kinder und Jugendlichen nicht unter qualifizierter Kontrolle Krafttraining ausüben können, bleibe deshalb nur ein Rat: »Wir finden es weise, wenn in der Jugend auf Krafttraining ganz verzichtet wird, da die richtige Betreuung nur selten gegeben ist«, so der schwedische Mediziner.

Wie häufig sich Kinder in jungen Jahren im Sport verletzen, haben auch andere Untersuchungen gezeigt. Eine Nachbeobachtung in Dänemark an mehr als 1259 Schulkindern im Alter zwischen sechs und zwölf Jahren ergab, dass sich während der folgenden zweieinhalb Jahre 1229 Sportverletzungen ereigneten – statistisch gesehen also bei jedem Kind eine.[2] Die meisten davon waren Bänderdehnungen, Sehnenrisse und Brüche an Knöcheln, Knien und den langen Knochen der Beine, aber auch Verletzungen an Armen und Schultern kamen vor. Besonders gefährdet waren jene Kinder, die zusätzlich noch Krafttraining ausübten.

Quälerei mit Medizinbällen

> »Ich hab ihnen Dienstag Medizinbälle
> in die Hand gegeben, und schon läuft es.«
> *Felix Magath, ehemaliger Fußballprofi und Bundesligatrainer*

Die Mädchen sind zwischen zwölf und vierzehn Jahre alt, sie sehen allerdings etwas älter aus. Manche sind in die Länge geschossen und bereits zwischen 1,70 und 1,80 Meter groß, viele überragen die gleichaltrigen Jungs in ihrer Klasse. Psychisch reifer sind sie sowieso. Sportlich sind sie alle, doch die Übung, die jetzt für die Mädchen-Handballmannschaft auf dem Programm steht, hat nur am Rande mit dem Sport zu tun, für den sie hier eigentlich trainieren.

Die Mädchen stehen sich gegenüber und sollen sich Medizinbälle zuwerfen. Diese Monsterbälle sind der Alptraum aus dem Schulunterricht und auch in vielen Vereinen gefürchtet. Sie bestehen aus schwerem Leder und wiegen mehrere Kilogramm (die schwersten Exemplare können bis zu acht Kilo, in Ausnahmen sogar bis zu elf Kilo wiegen, zumeist werden jedoch drei oder vier Kilogramm schwere Bälle verwendet). Die jungen Mädchen werfen sich die Bälle aus verschiedenen Positionen und mit verschiedenen Wurftechniken zu. Das tut schon beim Zuschauen weh, denn es ist deutlich zu sehen, wie die schmalen Körper erschüttert werden, wenn eines der Mädchen den Ball auffängt – aber auch, wenn der Ball den Wurfarm wieder verlässt.

»Das ist das völlig falsche Training für heranwachsende Mädchen in der Pubertät«, sagt ein langjähriger Handballspieler und Trainer. »In diesem Alter sollte ganz klar Koordination vor Kraft gehen. Da wächst ja jeder Körperteil unterschiedlich schnell, und die Jugendlichen haben genug damit zu tun, herauszufinden, wie das alles zueinanderpassen und sich fügen soll. Das kann schon ein paar Jahre dauern, bis sie sich wieder mit ihrem Körper zurechtgefunden haben und nicht mehr über die eigenen Füße stolpern.«

Wichtiger, als mit erheblichen Gewichten zu hantieren, wäre die vorherige Schulung von Koordination und Technik. Erfahrene Trainer wissen, dass eine anspruchsvolle Bewegung wie ein gezielter Torwurf beim Handball, ein Topspin an die Grundlinie beim Tennis oder eine Flanke aus vollem Lauf im Fußball bis zu 10 000-mal ausgeführt werden müssen, bevor sie korrekt beherrscht werden. »Wurftraining mit Medizinbällen oder Schwimmtraining mit Paddles ist nicht zu empfehlen«, sagt ein Trainer. »Um sich bei dem zusätzlichen Kraftaufwand nicht zu verletzen, braucht man eine extrem saubere Technik und die Zeit, um dies einzuüben, hat man im Breitensport zumeist nicht.«

Im jugendlichen Alter mit schweren Lederbällen aufeinander zu werfen ist deshalb alles andere als sinnvoll – sondern »eine massive Überlastung etlicher Gelenke«, sagt ein anderer Jugendtrainer. Besonders empfindlich sind die Ellbogen- und Schultergelenke, aber auch die Knie können zu stark belastet werden. Das werden sie beim Sport sowieso, aber beim Fangen müssen sie das Gewicht abfedern, und beim Werfen werden sie mit zu hoher Belastung schnell verdreht.

Die Muskulatur ist schlicht nicht genügend entwickelt, um die enormen Gewichte, die mit Wucht auf den anderen geschleudert werden, ausreichend abzufangen. Das gilt übrigens gleichermaßen für Jungen wie für Mädchen im Wachstum und ist nicht auf das vermeintlich schwächere Geschlecht beschränkt.

Vielleicht hilft es, sich die Geschichte des Medizinballs vor Augen zu führen, um den Unsinn derartiger Übungen im Jugendalter zu veranschaulichen. Erfunden wurde das Foltergerät historischen Berichten zufolge von William Muldoon (1852–1933), einem Modellathleten, der zunächst als Soldat diente, bevor er als Polizist in New York City arbeitete. Er war groß, kräftig und durchtrainiert und nahm unter dem Namen »Iron Duke« an Box- und Ringturnieren teil. Unter Porträtisten galt er aufgrund seiner ausgeprägten Muskeln als beliebtes Modell. Er gewann überregionale Wettkämpfe und stellte einige Kampfrekorde auf, so dass er zeitweise sogar als Profisportler im Ringen gelten konnte und über die Grenzen New Yorks hinaus bekannt wurde. Es gibt zeitgenössische Zeichnungen, die Muldoon als einen baumlangen, überaus muskulösen Kerl zeigen, der vermutlich mit Medizinbällen so jonglieren konnte wie andere mit Tennisbällen.

Für ausgewachsene Kraftsportler mag diese Form der

Leibesertüchtigung sinnvoll sein, für heranwachsende Mädchen und Jungs im Freizeitsport ist das definitiv nicht die richtige Übungsform. Die Koordination wird am besten ohne zusätzliche Gewichte trainiert, der eigene Körper reicht dazu vollkommen aus.

Die »Athletenschulter«: Vorsicht mit dem empfindlichen Gelenk

Die Schulter ist eines der am häufigsten von Sportverletzungen betroffenen Gelenke überhaupt. Beispielsweise treten mehr als 70 Prozent aller Schulterluxationen beim Sport auf.[3] Besonders betroffen sind Ballsportarten, aber auch beim Turnen (21 Prozent) und beim Rudern (34 Prozent) ist die Häufigkeit von Schulterverletzungen beachtlich.

Die Bilanz ist erschreckend: Mehr als 75 Prozent aller Leistungsturner weisen krankhafte Veränderungen der Schultermuskeln auf, bei mehr als 14 Prozent von ihnen ist es bereits zu Muskelrissen in diesem Bereich gekommen. Aber auch beim Schwimmen, bei Kampfsportlern und Gewichthebern sind diese Verletzungen sehr häufig. »Hier beobachtet man zwei Erscheinungsformen: zum einen akute Sehnenaus- bzw. -einrisse, zum anderen degenerative Rissbildungen auf dem Boden chronischer Überlastungsschäden«, fasst Sportorthopäde Doyscher von der Charité in einer Übersicht zusammen.

Auch bei anderen Sportarten ist die Schulter in Gefahr. Das empfindliche Gelenk ist bei 18 Prozent aller Verletzungen beim Handball, bei 17 Prozent aller Verletzungen beim Tennis sowie beim Downhill-Mountainbiking betroffen, in 15 Prozent aller Verletzungen beim Volleyball und Rugby.

Aber auch bei anderen Sportarten wie Fußball, Ski oder Snowboard kommen Schulterverletzungen zu erheblichen Anteilen vor.

Es gibt eine eigene Fachsprache für diese Art von Verletzungen, eine Art Nomenklatur der Sportleiden, manchmal sogar für jede Disziplin. Sportmediziner kennen nicht nur den »Tennisarm«, sondern auch die »Werferschulter« (englisch: throwing shoulder) bei Handballern, Volleyballern, Speer-, Diskus- und Hammerwerfern. »Da sehr ähnliche Beschwerdekonstellationen mit der Zeit für immer mehr Sportarten beschrieben wurden, kam es zu einer immer weiteren Ausdehnung des Begriffs, so dass mittlerweile die Bezeichnung ›Sportlerschulter‹ (englisch: athlete's shoulder) Einzug in die Fachliteratur gefunden hat«, sagt der Sportorthopäde Ralf Doyscher von der Berliner Charité.

Zu Sprengungen des Schultereckgelenks und Ausrissverletzungen der die Schulter schützenden Rotatorenmanschette kommt es ebenfalls in der Mehrheit bei Sportunfällen.[4] Gerade im Handball und beim Basketball drohen, wie Sportmediziner das nennen, durch die monoton wiederholte »sportartspezifische Überkopfbelastung« während der Wurf- und Ausholbewegung chronische Überlastungsschäden durch »repetitive Mikrotraumen«. Diese kleinen Verletzungen machen sich selten durch eine akute Blockade und starken Schmerz bemerkbar, sondern durch langanhaltende Einschränkungen und Beschwerden. Oft verkürzt sich zudem die Gelenkkapsel. Und irgendwann tut die Schulter dauerhaft weh, ohne dass eine eindeutige Verletzung zu erkennen gewesen wäre.

Huckepack: die Pein im Kreuz

> »Ich wechsle nur aus, wenn sich einer ein Bein bricht.«
> *Werner Lorant, ehemaliger Bundesligatrainer*

Klar, Fußballspieler sollten im Idealfall rundum fit sein. Nicht nur viel laufen müssen sie können, und zwar sowohl schnell als auch ausdauernd. Es ist auch wichtig, dass ihre Muskulatur am ganzen Körper gekräftigt wird und sie gut beieinander sind. Aber muss das wirklich auf diese Weise geschehen? Müssen sie sich gleich dermaßen übernehmen?

Die Jungs auf dem Fußballplatz waren vielleicht elf oder zwölf Jahre alt und mussten sich zunächst aufteilen und in Zweierpärchen finden. Leider ergaben sich die Paare offenbar nach Sympathie und nicht nach den körperlichen Maßen der Kinder, denn es kam vor, dass ein schmaler, 40 Kilogramm schwerer Pimpf mit einem Sportkameraden zusammenfand, der fast einen Kopf größer war und an die 70 Kilogramm wog.

Dann begann die Tortur. Einer musste den anderen Huckepack nehmen und mit dem Kollegen auf dem Rücken über den Platz rennen. Einige Kinder strauchelten bereits nach wenigen Metern, anderen schienen während des Laufs die Beine seitlich wegzuklappen. Die Vernünftigeren unter ihnen setzten ihre Mitspieler nach ein paar Metern ab und keuchten. Manche streckten sich und fassten sich in den offenbar schmerzenden Rücken.

Was für eine unsinnige Quälerei! Diese Exerzitien erinnerten an ein amerikanisches Boot-Camp oder den Drill in Elite-Akademien für Soldaten, in denen es das Ziel ist, dass drei Viertel der Bewerber die Aufgaben nicht bewältigen und scheitern. Im Hollywood-Film muss sich dann irgendwann der Ausbilder vor Gericht dafür verantworten, dass er eine solche Schinderei befohlen hat und Schutzbefohlene zu Schaden gekommen sind.

Hier ging es aber nicht um stahlharte Marines, hier standen Zwölfjährige aus einem Dorfverein in der Kreisklasse auf dem Platz. Zudem entwickeln Kinder gerade während der Wachstumsphase kurz vor oder im Verlauf der Pubertät häufig Rückenschmerzen, weil die Wirbelsäule (und natürlich auch ihr restlicher Körper) in die Länge schießt, aber die Muskeln nicht so schnell mitwachsen können. Besonders die Rumpfmuskeln, darunter die autochthonen Rückenstrecker, bilden sich erst nach und nach zu der nötigen Stärke aus.

In diesem Alter mit Gewalt Kraftübungen ins Trainingsprogramm einzubauen, die den Bewegungsapparat der Kinder überfordern, ist daher nicht sinnvoll. Der Rücken kann auf diese Weise schwer geschädigt werden. Auch in diesem Alter kann es schon zu einem Bandscheibenvorfall kommen. Zudem treten mögliche Folgeschäden bei einer bereits bestehenden Skoliose oder Spondylolyse auf – unter Letzterem versteht man die Spaltbildung im Wirbelkörperbogen. So weit muss es natürlich nicht kommen, wenn sie Glück haben, kommen die Kinder mit ein paar Tagen Rückenschmerzen davon.

»Einen speziellen Sinn haben diese Huckepack-Sprints nicht«, sagt Sportmediziner Bernd Wolfarth. »Besonders darf nicht der früh entwickelte 75-Kilo-Brocken bei dem körperlich etwas retardierten 40-Kilo-Hänfling auf dem Rücken sitzen.« Zwar könne eine solche Übung eine spielerische Trainingsform sein, aber dann für Erwachsene oder kräftige A-Jugendliche und nur dann, wenn der Trainer das Gespür dafür hat, wem es nicht guttut.

Schließlich besteht auch bei solchen Übungen die Gefahr,

dass sich Kinder und Jugendliche nicht trauen, ihre Beschwerden anzugeben. »Wenn der Spieler verschweigt, dass ihm die Knie weh tun, weil er unbedingt am Samstag spielen will, dann drohen leider Folgeschäden«, sagt Wolfarth.

Aufwärmen ist mehr, als warm zu werden

Es gibt immer noch Trainer, die an gefährlichen Übungen festhalten und nach dem Motto verfahren: Es muss weh tun und in den Knochen knacken, dann ist es erst ein gutes Training. Ein bisschen erinnert diese Form der Leibesertüchtigung an die Erfahrungen mancher Altersgenossen bei der Bundeswehr, etwa die von Jens. Um die Ausdauer zu trainieren, mussten er und die anderen Rekruten einen Fünf-Kilometer-Lauf absolvieren – natürlich so schnell es ging. Der Lauf fand in freiem Gelände statt. Allerdings durften die jungen Männer dazu keine Turn- oder Joggingschuhe anziehen, sondern mussten ihre klobigen Feldstiefel tragen.

Nichts gegen Ausdauertraining. Aber ein Langstreckenlauf in den harten und unpassenden Armeestiefeln ruiniert die Füße und schädigt die Knie. Wenig überraschend meldeten sich hinterher viele der Soldaten beim Sanitätsdienst. Sie klagten über heftige Kniebeschwerden.

Die C-Jugendlichen haben sich gerade umgezogen und kommen gut gelaunt schwatzend aus der Kabine. Sie gehen bis zum Spielfeldrand, einige haben Bälle dabei. Dann ein kurzer Pfiff, der Trainer ruft das Kommando – »So, Jungs, jetzt erst mal aufwärmen« – in die Runde.

Die 15-Jährigen traben los. Sie laufen locker über das Feld und unterhalten sich weiter. Fünfmal geht das so hin und her, dann pfeift der Trainer, und die Jungs sammeln sich an einem Ende des Spielfelds. »Nichts dagegen, dass sie sich dabei unterhalten«, sagt ein erfahrener Jugendtrainer. »Aber einfach nur über das Spielfeld zu joggen, das ist kein Aufwärmen. Das bringt wenig, auch wenn einige der Spieler bereits schwitzen.«

Aufwärmen bedeutet nicht nur, dass der Körper auf Betriebstemperatur kommt. Vielmehr werden dabei im Optimalfall verschiedene Muskelgruppen in verschiedene Richtungen spezifisch gelockert, aufgewärmt und die Gelenke mobilisiert. Dies ist beispielsweise besser mit dem sogenannten Lauf-ABC möglich: Dazu gehört es, dass nach einer kurzen, langsamen Joggingrunde verschiedene Lauftechniken auf dem Programm stehen: Anfersen (mit den Fersen beim Laufen das Gesäß berühren), Kniehebe-Lauf, Sidesteps, Überkreuz-Lauf, Hüpfen, Rückwärts-Lauf. Auf diese Weise werden so gut wie alle Muskelgruppen in den Beinen und im Hüftbereich aktiviert.

Dann geht es darum, die Gelenke zu mobilisieren. Auf einem Bein muss mit dem Fuß eine Acht in die Luft gezeichnet werden, um Knie und Sprunggelenke zu bewegen. Im leichten Lauf werden sodann wie bei einem Frosch die Oberschenkel abwechselnd abgespreizt – diese Übung sieht man immer wieder, wenn sich Fußballprofis an der Seitenlinie aufwärmen. Die Wirbelsäule wird schließlich mobilisiert, indem man sich im Ausfallschritt auf ein Knie stützt und den anderen Arm gestreckt nach vorne, außen und dann nach hinten führt.

Werden diese Übungen in ein fünf- bis zehnminütiges Aufwärmtraining integriert, ist das zwar keine Garantie dafür, dass sich niemand verletzt. Aus etlichen Erhebungen ist aber inzwischen bekannt, dass sich mit der richtigen Vorbereitung etwa 80 Prozent aller Sportunfälle vermeiden lassen.

Weg von der Wand – Schluss mit statischen Dehnübungen

Die Mannschaft ist geschlossen in die Halle gekommen. Das Wintertraining hat gerade begonnen. Zwei, drei Runden müssen die 14-Jährigen im Kreis durch die Halle traben. Jetzt ruft sie der Trainer zu sich und stellt sie an die Wand. »Dehnen«, ruft er. »Erst die Arme, dann die Beine.« Die Jugendlichen stellen sich mit etwas Entfernung von der Wand auf und fangen an. Erst werden die Arme über den Kopf gegen die Wand gedrückt und in dieser unbequemen Position gehalten, dann die Beine, so dass es auf der Rückseite ordentlich zieht. Eine Minute geht das so, manche der Jugendlichen halten auch länger durch.

»Dieses statische Dehnen ist verpönt und gilt längst als veraltet«, sagt ein Jugendtrainer. »Die Sportler verletzen sich eher und haben weniger Kraft – offenbar leiern die Muskeln und Sehnen dadurch aus.« Stattdessen empfehlen Sportmediziner seit einigen Jahren zu Beginn des Trainings oder vor einem Wettkampf das kurze, aber nicht zu zackige »Andehnen«, das auch als dynamisches Dehnen bezeichnet wird: kurz die Muskeln strecken und gedehnt halten, nach ein paar Sekunden wieder lockerlassen. Auf diese Weise werden Muskeln und Sehnen gelockert und aktiviert, ohne dass sie zu stark beansprucht und in ihrer Spannkraft beeinträchtigt werden.

Nach dem Spiel oder Wettkampf sollten die Dehnübungen ausführlicher ausfallen. Bei den meisten Ballsportarten verkürzen sich die Muskeln nämlich. Nach starker Anstrengung ist es deshalb sinnvoll, die Muskeln wieder behutsam zu ihrem ursprünglichen Zustand zurückzuführen.

Dynamisches Lockern und Dehnen

Ärzte aus Kanada haben die Mythen, Moden und Empfehlungen zum Dehnen und Stretchen kürzlich wissenschaftlich untersucht. Sie beschreiben, was ein optimales Aufwärmprogramm ausmacht. »Man darf nicht jedem Trend hinterherlaufen«, sagt Studienleiter David Behm von der Memorial University in Neufundland. Der Wissenschaftler hat mehr als hundert Studien zusammengefasst und beobachtet, dass in der Vergangenheit manche Übungen viel zu einseitig propagiert wurden.[5]

Während von den 1960er-Jahren bis in die 1990er-Jahre hauptsächlich isometrisches Dehnen empfohlen wurde, bei dem die Muskeln zwar angespannt, aber die Gelenke nicht bewegt werden, sind später dynamische Übungen populär geworden.

»Dehnen ist eine Daueraufgabe, um die Beweglichkeit aufrechtzuerhalten sowie Stürze und Verletzungen zu verhindern«, sagt Bernd Wolfarth. »Bei den meisten von uns ist die Muskulatur durch ständiges Sitzen dauerverkürzt, und deswegen ist der Druck auf die Sehnenansätze an den Knochen größer, wenn wir uns doch mal bewegen.«

Sportmediziner empfehlen vor der eigentlichen Belastung leichte Aufwärmübungen, damit sich der Körper an die Belastung gewöhnt, um die Muskeln zu lockern und den Kreislauf erst mal in Schwung zu bringen. Zudem ist es wichtig, die Gelenke zu mobilisieren, indem man beispielsweise mit dem Fuß eine Acht in die Luft zeichnet.

Nach dem Sport ist Dehnen wichtiger als vorher. Dabei ist eine Mischung aus isometrischen und dynamischen Übungen zu empfehlen. So sollte dynamisch ein bestimmter Dehnungszustand erreicht werden, etwa die Ferse im Einbeinstand an das Gefäß gezogen werden – um sie dort 15 bis 20 Sekunden zu halten; das ist der isometrische Anteil. Wer partout per Rumpfbeuge die Hände bei gestreckten Beinen auf den Boden bringen will, sollte dies behutsam tun und in dieser Position eine Weile verharren.

»Es ist wichtig, dass man fließend – wie etwa beim Yoga – Bewegungen ausführt und nicht abrupt die Muskeln belastet, sonst steigt das Verletzungsrisiko«, sagt Wolfarth. Übungen wie der Einbeinstand und Gleichgewichtsübungen auf Wackelbrettern verbessern zudem die Balance und schulen tiefere Muskelschichten wie auch die Tiefensensibilität. Mehrfach wurde inzwischen nachgewiesen, dass eine Verbesserung der Koordination und der Balance mit Hilfe der viel belächelten Wackelbretter und Gummibänder die Verletzungsgefahr im Fußball erheblich reduzieren kann.[6] Auch im Volleyball oder Handball kommt es zu weniger Unfällen und Verletzungen, wenn propriozeptive Übungen zur Schulung der Tiefensensibilität Bestandteil des Trainings sind.[7] »Jürgen Klinsmann wurde belächelt, aber er hat es in seiner Zeit als Bundestrainer vorgemacht«, sagt der Sportmediziner Andreas Nieß. »Er ging über das Übliche hinaus, hat damals schon mit Gummibändern und Wackelbrettern trainieren lassen und sich die Hilfe von Hockeytrainern, Leichtathletiktrainern und anderen Experten geholt.«

»Zur perfekten Vor- und Nachbereitung gehören alle Komponenten«, sagt auch der neuseeländische Sportphysiologe Phil Chilibeck. »Aufwärmen, Gelenke mobilisieren, dynamisch und statisch dehnen.« Das gilt für Profiathleten, Hobbysportler und Fitness-Enthusiasten gleichermaßen. Immer nur ein Bewegungsablauf ist zu wenig, um Verletzungen wirksam vorzubeugen.

Was macht ihr da eigentlich? Sprints zum Abgewöhnen

»So ein Schwachsinn!«

Christian ist außer sich. Dabei könnte er eigentlich bester Laune sein. Ein milder Tag im Juni, wir sitzen auf der Terrasse einer Sportgaststätte. Das Essen ist längst bestellt, die Getränke stehen schon auf dem Tisch. Vor uns auf dem Rasen trainiert eine Jugendmannschaft. Die Kinder sind voller Eifer und dürften allenfalls sieben oder acht Jahre sein. Erst wuseln sie hin und her bei wilden Pass-Spielen und Torschüssen, jetzt kommt eine andere Übung dran.

»So ein absoluter Schwachsinn«, ereifert sich Christian erneut.

Wir sehen den Übungen der Grundschüler zu. Offenbar steht gerade Sprint-Training auf dem Programm. Jeder, der einmal Fußball im Verein gespielt hat, kennt diese Übung. Die Kinder stellen sich dazu in zwei Gruppen an der Torauslinie auf, dann treten sie gegeneinander an. Im Sprint müssen sie zunächst die fünf Meter bis zum Fünfmeterraum zurücklegen, gleich wieder zurück zur Torauslinie, dann die elf Meter bis zum Elfmeterpunkt und wieder zurück. Jetzt noch die 16 Meter bis zur Strafraumgrenze und dann wieder zur Torauslinie.

Dann ist es geschafft, weil sie dort den nächsten aus ihrer Gruppe abklatschen, der dann die gleiche Sprintübung vor sich hat. Die Jungs sind anschließend ziemlich erschöpft, sie beugen sich nach vorne, sie hecheln, manche haben rote Flecken im Gesicht.

»Das bringt doch überhaupt nichts«, sagt Christian. »Gerade im Jugendbereich ist das sogar eher schädlich, eine Quälerei.« Der Sprint mit den abrupten Richtungswechseln belastet die Kinder. Den Spielanforderungen in diesem Alter wird er auch nicht unbedingt gerecht. »Es wäre viel besser, wenn man die Kinder Übungen mit dem Ball machen lassen würde, dann verbessert sich das Lauf- und Sprintvermögen automatisch.« Hin und her passen, dabei ab und zu die Position wechseln, spielerisch ein paar Ballstafetten einüben.

Christian hat viel Erfahrung. Er hat zunächst Sportwissenschaft studiert und anschließend Fußballmannschaften im Jugend- wie im Erwachsenenbereich trainiert. Manchmal, als er noch eine Herrenmannschaft betreut hat und schon frühzeitig auf dem Platz war, um das Training für die Erwachsenen vorzubereiten, ist er zwischendurch zu den Jugendtrainern gegangen, die gerade eine der Schülermannschaften trainierten.

»Was machst du da eigentlich, habe ich die Kollegen gefragt«, erinnert sich Christian. »Weißt du, dass du die Kinder kaputt machst mit den Übungen, die du sie gerade machen lässt? Das ist gefährlich – und bringen tut es überhaupt nichts!« Die Jugendtrainer waren irritiert, manche auch verärgert, aber die meisten haben sich von Christian sagen lassen, was sie verbessern konnten und was sie besser bleibenließen.

Eine Leistungssteigerung, wie sie mit dem Training erzielt werden soll, beruht zwar darauf, dem Körper Aufgaben abzuverlangen, die er zuvor nicht gewohnt war. Dieser Reiz stimuliert den Körper, und der Organismus ist nach einer Erholungsphase dazu in der Lage, etwas mehr zu leisten als vorher. Ein deutlicher Trainingseffekt setzt aber nur dann ein, wenn diese Impulse sparsam dosiert werden und anschließend auch genügend Zeit zur Regeneration bleibt.

Gerade daran hapert es im Training im Freizeitbereich aber häufig. Und Kinder und Jugendliche haben den intensiven Drill sowieso noch nicht so nötig, weil ihr Körper während der Wachstums- und Entwicklungsschübe vollauf damit beschäftigt ist, Rückstände aufzuholen, sich an die Veränderungen anzupassen und die Muskeln und Organe dem Längenwachstum entsprechend neu zu koordinieren.

Die Kinder zu Füßen der Terrasse haben zwischendurch nochmals ein bisschen Torschusstraining gemacht, jetzt sind aber schon wieder die Sprintübungen dran. Das gleiche Muster wie vorhin. Hier trainiert übrigens eine durchschnittliche Dorfmannschaft, F-Jugend, unterste Liga. Es geht nicht um den Nachwuchskader des FC Bayern München. Christian schüttelt erneut den Kopf, als er die verzweifelten Laufeinheiten der Knirpse sieht, die kaum noch Luft bekommen und kaum noch weiterlaufen können. Diesmal ist er richtig ärgerlich.

»Was soll das, kannst du mir bitte verraten, was die da machen und wofür das gut sein soll?«

Immer auf die Knie

Das Training war hart gewesen. Erst ein paar Runden zum Warmwerden, dann kamen intensive Sprints dran. Später noch Rochaden und ein intensives Spiel mit ständigen Positionswechseln. Statt jetzt in einem lockeren Trainingsspiel den Abend ausklingen zu lassen, standen jedoch noch besondere Qualen auf dem Programm. »Die Bäume hoch«, nannte das der Trainer.

Der Fußballplatz und das Trainingsgelände lagen nahe am Wald, und der Wald stieg an einigen Stellen steil an. Eine schöne Gegend für Ausflüge und Wanderungen. Aber nicht unbedingt für Fußballer. Der Trainer wollte mit seiner Mannschaft jedoch Sprints unter besonderen Belastungen üben. Schnelle Läufe, die mehr Kraft verlangten als die üblichen Einheiten. Also ließ er seine Spieler sprinten. Aber nicht auf gerader Strecke, wie sie es gewohnt waren, sondern im Wald, die steilen Wege hoch. Und was noch schlimmer war: im Trab auch wieder hinunter. Mehrfach hintereinander, immer wieder.

Etlichen Kickern taten schon nach ein paar Läufen die Beine weh. Nicht die Muskeln, weil die Sprints so anstrengend waren, sondern die Kniegelenke. Wer nicht ständig in den Bergen unterwegs ist, muss sich zunächst daran gewöhnen, bergauf zu laufen. Noch schlimmer ist es mit dem Lauf bergab. Die Gelenke, besonders die Knie, sind schlicht nicht darauf eingestellt, diese Belastung zu dämpfen, der Winkel ist ein anderer, die Muskeln müssen anders arbeiten. Weder Knochen noch Muskeln, Sehnen und Bänder sind daran gewöhnt.

»Meine Gelenke sind seitdem kaputt, ich habe ständig Schmerzen«, behauptet einer der Spieler. »Wir waren ja auch erst fünfzehn oder sechzehn, da ist alles noch im Wachstum.« Rücksicht habe der Trainer nicht auf ihre Beschwerden genommen. Als einige Spieler klagten, dass sie Schmerzen hatten, entgegnete er, dass sie sich nicht so anstellen sollten.

Doch egal, wie alt die Jungs sind, schädlich sind Sprints im steilen Gelände allemal, wenn man ungeübt ist und es so massiv übertreibt. Und ungeübt bedeutet in diesem Fall: keine Erfahrung mit Bergläufen und steilen Hängen. Die Gelenkinnenhaut nützt sich schnell ab, die aus Knorpel bestehenden Menisken werden ungünstig belastet. Früher Verschleiß droht, und daraus kann sich mittelfristig eine Arthrose entwickeln. Der Trainer sah diese Übungen jedoch als wichtiges Mittel an, um seine Spieler schneller zu machen. Immer wieder jagte er sie die steilen Wege hoch.

Der Spieler, dessen Knie heute kaum noch belastbar sind und der sie bei fast jeder Sportart und manchmal sogar bei einem Spaziergang schmerzhaft spürt, hat eine klare Bezeichnung für das, was früher im Training mit ihm gemacht wurde: vorsätzliche Körperverletzung.

Starre Spielzüge

Der neue Trainer meint es gut, aber sein Trainingsaufbau ist eine Katastrophe. Er macht das, was viele mittelmäßige oder überforderte Trainer machen, die unter Druck stehen und schnelle Erfolge wollen: Sie trainieren in Ball- und Mannschaftssportarten »Spielzüge« bei Jugendteams. Der Irrglaube dabei: Wenn die Kinder und Jugendlichen den Ball nach Plan in vorgegebener Reihenfolge bis zum Torschützen spielen, stellt sich der erwünschte Erfolg zwangsläufig ein. Das ist unsinnig und funktioniert in 80 Prozent der Fälle nicht, denn die Trainer vergessen, dass die Spieler noch nicht fertig ausgebildet sind. Die Basisausbildung im Schießen (oder Werfen) oder Passen wird vernachlässigt.

Bei diesen antrainierten Spielzügen ist jede Passfolge, jede Bewegung, jeder Laufweg und auch der Torschütze exakt vorgegeben. Weil diese Art von Training nicht die Kreativität fördert, sondern behindert, wird es selbst von Bundesligamannschaften nur dosiert eingesetzt.

Für einstudierte Spielzüge braucht man komplett oder wenigstens sehr gut ausgebildete Spieler. Für das Training mit Jugendmannschaften ist es daher nicht angebracht, da sie ja in der Ausbildung sind und den Sport erst lernen und verstehen müssen.

Die 13-Jährigen sollen jetzt zehn Spielzüge auswendig

lernen – und stöhnen. Richtig trainiert wird nicht mehr,
denn die Zeit geht damit drauf, die Varianten einzustudie-
ren. Meist steht der Trainer am Spielfeldrand und schreit
jede Aktion, jedes Kommando hinein. Jüngst, beim Turnier
in der Qualifikationsrunde, hat es nicht funktioniert. Die
Spieler waren überfordert, weil sie nur schematisch an die
Spielzüge dachten und keine anderen Lösungen fanden.

Die Ausbildung in jeder Ball- und Mannschaftssportart ist
wie eine Pyramide aufgebaut. Das Fundament bildet die Basisausbildung und Schulung individueller technischer und
koordinativer Fähigkeiten. Darüber steht die gruppentakti-
sche Ausbildung oder das Kleingruppenspiel. Auslösehand-
lungen wie Kreuzen, Freilaufen, Tempogegenstöße gehören
dazu. Hierfür muss die Wahrnehmung und das Entschei-
dungsvermögen im Training geschult werden, und das
macht guten Mannschaftssport so attraktiv: Die Spieler lernen, das Spiel zu verstehen, selbst kreativ zu sein und dann
die richtigen Entscheidungen zu treffen. Ohne gute Basisausbildung ist das nicht möglich.

An der Spitze der Pyramide stehen das mannschaftstakti-
sche Spiel und die Spielzüge. Das macht in der Ausbildung
vielleicht 5 Prozent aus und kommt am Ende der Ausbildung, also auf jeden Fall im Erwachsenenalter, aber kaum in
jungen Jahren. Starr einstudierte Spielzüge können vom
Gegner, wenn er sie erkennt, einfach verhindert werden. Das
gilt vor allem dann, wenn die Spieler individuell nicht gut
ausgebildet sind und den Angriff nicht mit kreativen Lösungen anders zu Ende spielen können. Der Erfolg mit einstu-
dierten Spielzügen ist oft nur kurzfristig und begrenzt vorhanden, aber nicht nachhaltig. Bei Spielern ist meist schnell
der Spaß weg. Spieler, die nicht mithalten können, werden
schnell aussortiert.

Spaß und Erfolg sind die größte Motivation im Sport, aber das eine bedingt das andere. Oft sind Trainer, die sich auf Spielzüge stürzen und die Basisausbildung vernachlässigen, gerade jene, die auch gegen den Trainerkodex verstoßen, den inzwischen jeder lizenzierte Trainer unterschreiben muss. Sie stellen den Verein oder ihren Erfolg über die Bedürfnisse der jugendlichen Spieler.

Länger Mädchen bleiben: wenn alles verspätet ist

Sie sind völlig neben der Spur, verstehen sich selbst und die Welt nicht mehr. Und von anderen fühlen sie sich sowieso nicht verstanden. Die Pubertät ist eine besonders irritierende Phase im Leben. Aus Sicht der Jugendlichen ist es die Zeit, in der die Eltern schwierig werden. Und die Eltern würden ihren Kindern in dieser Phase am liebsten ein Warnschild an die Stirn heften: Wegen Umbau geschlossen. Doch nicht nur Denken und Fühlen unterliegen in dieser Zeit gewaltigen Veränderungen, auch im Körper wird an etlichen Stellen umgebaut. Blöderweise erfolgt das nicht koordiniert, sondern unterschiedlich schnell. Vieles passt noch nicht zusammen, die Bewegungen werden eckiger, und manchmal stolpern die Jugendlichen über ihre eigenen Füße.

Wenn sie viel Sport treiben, wirkt sich das bei Mädchen auch auf ihre hormonelle Entwicklung aus. Trainieren sie zu intensiv, treten etliche Unregelmäßigkeiten auf.[8] Die Regelblutung beginnt später und setzt öfter teilweise oder ganz aus. Zudem ist das Längenwachstum verzögert, und auch der Zeitpunkt, zu dem die Knochen ihren höchsten Grad an Stabilität erreicht haben, tritt später ein. In Sportarten wie Kunstturnen, aber auch im Schwimmen und bei etlichen

Ballsportarten bleiben die Mädchen oft länger kindlich als Altersgenossinnen, die nicht so viel Sport treiben.

Diese Entwicklung verhält sich gegenläufig zum gesellschaftlichen Trend, denn das Pubertätsalter ist in den vergangenen 150 Jahren ständig gesunken. Im 19. Jahrhundert bekamen Mädchen ihre erste Blutung durchschnittlich erst zwischen dem fünfzehnten und siebzehnten Lebensjahr, heute beginnt sie im Mittel mit zwölf Jahren. In den späten Achtzigerjahren bemerkten amerikanische Ärzte weitere Veränderungen. Seit den Sechzigerjahren hatte gegolten, dass bei Mädchen das Brustwachstum mit ungefähr elf Jahren beginnt, Ende der Achtziger aber fiel Ärzten in New York auf, dass immer häufiger acht- und neunjährige Mädchen in ihre Klinik kamen, denen bereits Brüste und Schamhaare wuchsen.

»Vieles deutet darauf hin, dass es immer früher losgeht«, sagt Martin Reincke, Hormonexperte an der Ludwig-Maximilians-Universität München. »Der Hauptgrund dafür ist die Ernährung – Voraussetzung für die Reproduktion ist nun mal genügend Fettgewebe.« Ein Beleg dafür ist die Magersucht, bei der ist es schließlich genau umgekehrt: Bekommt der Körper nicht mehr genügend Energie und zehrt von der Substanz, stellt er als eine der ersten Sparmaßnahmen die Sexualfunktion und die biologische Fähigkeit zur Fortpflanzung ein; die jungen Frauen haben dann keinen Zyklus mehr.[9]

Ähnliches gilt für Mädchen und Frauen, die zu viel Sport treiben. Bei ihnen nimmt durch intensives Training – und manchmal zusätzlich durch einen rigiden Ernährungsplan – das Fettgewebe so weit ab, dass die Hormonfunktion beeinträchtigt wird. »Die Teilnahme an Freizeit- und Breitensport von Jugendlichen gilt ja gemeinhin als besonders gesund«, schreiben französische Mediziner aus Montpellier in ihrer Analyse zu den Auswirkungen regelmäßigen Trainings. »Umgekehrt gibt es bei intensivem Sport aber verschiedene Einschränkungen, was den gesundheitlichen Nutzen angeht. Bei Mädchen hat dies vor allem mit dem Trainingsstress und dem Streben nach einem geringen Körperfettanteil zu tun. Gerade bei Heranwachsenden und jungen Frauen besteht das Risiko, dass sie zu viel trainieren und/oder zu wenig essen, was beides nachteilige Konsequenzen für ihren Hormonhaushalt hat.«

Mach mal Pause: die richtige Dosis

Wir hatten uns nach innen gesetzt, in das Restaurant, weil hier wenigstens die Klimaanlage funktionierte. Draußen war es kaum noch auszuhalten vor Hitze. 35 Grad, schwül, einer dieser brütend heißen Tage im Sommer, die uns wohl immer häufiger bevorstehen, wenn sich der Planet weiterhin in diesem Tempo erwärmt. Auf dem Tisch stand ein kaltes Getränk, wir kamen endlich zur Ruhe. Trotzdem dampften wir von der Hitze des Tages.

Draußen betrat unerwartet die A-Jugend den Platz vor der Sportgaststätte. Man konnte sie aus dem Fenster Richtung Sportplatz laufen sehen. Die werden doch wohl jetzt nicht trainieren, war mein erster Gedanke. Bei dieser Affenhitze. Doch schon setzte sich der Pulk der Jungmänner gemächlich in Trab. Sie joggten langsam die Seitenauslinie des Spielfeldes entlang, ungefähr 100 Meter. Ziemlich unvernünftig zwar bei diesem Wetter, aber immerhin eine so geringe Belastung, dass es vermutlich auch nicht besonders schädlich war.

An der Eckfahne angekommen, änderte sich das Tempo. Die Jungs zogen an und sprinteten in vollem Tempo die Torauslinie entlang. Geschätzte 50 Meter liefen sie in voller Geschwindigkeit – ein Fußballfeld darf zwischen 45 und 90 Meter breit sein – bis zur Eckfahne auf der anderen Seite. Dann trabten sie wieder die Seitenauslinie entlang, diesmal auf der anderen Seite. Fußballer kennen diese Übung aus der Steinzeit der Trainingslehre.

Jetzt waren sie an unserer Seite angekommen. Wieder ging es von vorne los. Die ganze Mannschaft sprintete vor dem Tor entlang von Eckfahne zu Eckfahne. Der Torhüter, ein bisschen größer und deutlich schwerer als seine Kollegen, blieb bereits zurück. Er japste und keuchte nach einer Runde. Er konnte jetzt schon nicht mehr. Das Ritual wiederholte sich jedoch noch acht oder neun Mal. Ungefähr 20 Sprints mussten die Kicker insgesamt absolvieren, dazwischen wieder langsam traben – und das bei brütender Hitze von 35 Grad.

Unvernünftig ist gar kein Ausdruck für das, was hier mit den Jugendlichen praktiziert wurde. In dieser Hitze ist jede Höchstbelastung zu vermeiden, wenn überhaupt, sind allenfalls leichte Laufeinheiten zu empfehlen. Aber selbst wenn die Temperaturen bei gemäßigten 20 Grad gelegen hätten, wäre diese Form des Trainings unsinnig. Für ein Training der Grundlagenausdauer sind sehr lange, sehr langsame Läufe die beste Übung. Dabei kommt es nicht auf das Tempo oder die zurückgelegte Geschwindigkeit an, sondern auf eine möglichst niedrigschwellige Belastung. Sie lässt sich am besten mit der Pulsfrequenz bestimmen und kann bei jedem auf einem anderen Niveau liegen.

Fußballer sollten natürlich – wie andere Sportler auch – ihre Schnelligkeit und dazu eben auch Sprints trainieren.

Dazu kann der Trainer die Spieler durchaus 50 oder 100 Meter laufen lassen. Aber danach braucht der Körper eine gewisse Zeit zur Erholung, und zwar zur kompletten Erholung. Das können je nach Länge und Intensität des Sprints 30 oder 40 Sekunden sein, aber auch vier oder fünf Minuten. Von »lohnenden Pausen« sprechen Sportmediziner, das heißt nach einem auszehrenden Sprint ist es wichtig, eine Weile gar nichts zu tun – jedenfalls nicht weiter zu laufen, auch nicht sehr langsam.

Auf diese Weise verbessert sich die Geschwindigkeit – aber nicht, wenn direkt nach dem schnellen Antritt die Spieler weiter traben müssen.

Das Intervalltraining ist nur dann effektiv, wenn nach dem kraftraubenden Impuls durch den Sprint auch eine kurze Phase kommt, in der sich der Spieler erholen kann. Oder wenn die Spieler beim Sprint nicht an die Grenzen ihrer Belastbarkeit gehen. Wie gut trainiert ein Sportler ist, zeigt sich unter anderem daran, wie lange er zur Erholung nach einem Sprint braucht, bis er den nächsten anziehen kann. Bei Profis kann diese Zeit bei 30 Sekunden liegen, Hobbysportler brauchen eher eineinhalb Minuten.

Der Trainer meinte es sicher nicht böse, wenn er die Jungs den Fußballplatz im Wechsel entlang joggen und sprinten ließ. Er wollte sie ja nur verbessern. Er war allerdings nicht für das ausgebildet, was er hier veranstaltete. Ehrenamt. Sie opfern ihre Zeit für den Verein und bekommen höchstens ein Taschengeld dafür, manchmal gar nichts. Sie haben früher selbst einmal gekickt und meinen daher, sich auszukennen. Was Taktik und Spielverständnis angeht, wird das bei vielen Trainern auch der Fall sein. Von Physiologie, Trainingslehre und Sportwissenschaft haben die meisten jedoch keine Ahnung.

Das ist kein Vorwurf an die Trainer. Woher sollen sie ohne Ausbildung auch wissen, was den Spielern guttut und wie sich ihre Leistung auf schonende und gesunde Weise steigern lässt? Sie verfahren dann nach dem Motto: Lieber zu viel als zu wenig. Wer hart trainiert, der wird auch immer besser. Wenn die Spieler nicht mehr können, wird sich das schon irgendwann auszahlen. Manche Trainer halten ein Training ja nur dann für gelungen, wenn sich einige der Spieler anschließend vor Erschöpfung übergeben.

Vom Sportplatz in die Notaufnahme

Jonathan hatte den Ball direkt nach dem Anpfiff erobert und warf ihn zu einem seiner Mitspieler. Der dribbelte am linken Flügel elegant einen Gegner aus und warf die Kugel wieder in die Mitte. Jonathan, vor wenigen Wochen dreizehn Jahre alt geworden, fing den Ball, stand in günstiger Position und versenkte den Ball sicher zur 2:0-Führung im Korb. Das ging ja gut los für die Basketballmannschaft des U14-Teams, die gegen einen der Favoriten auf die Meisterschaft antraten, doch plötzlich war da dieser Schrei.

Was war passiert? Alle hatten auf den schönen Korbwurf geachtet und nicht gesehen, was mit Jonathan passiert war. Er lag auf dem Boden, jammerte und schluchzte und hielt seine linke Hand in die Höhe. Sie sah anders aus als sonst, das war schon von den Zuschauerplätzen aus der Ferne zu erkennen. Der Unterarm hatte seine Form verändert. Die Betreuer waren sofort auf dem Platz. Es war keine offene Fraktur, aber kurz unterhalb des Handgelenks stand etwas raus, was mehr als eine Beule war und nach Knochen aussah. Der Unterarm war offensichtlich gebrochen.

Jonathan war blass und drohte zwischenzeitig in Ohnmacht zu fallen. Es war unklar, ob die Schmerzen so stark waren oder er sich so sehr darüber erschreckt hatte, dass er sich verletzt hatte und nun nicht nur den Rest des Spiels verpassen würde, sondern womöglich auch die Skiferien in Gefahr waren. Der Rettungswagen war nach ein paar Minuten da. Von den Eltern der gegnerischen Mannschaft bekam Jonathan einen riesigen Schoko-Nikolaus mit auf den Weg ins Krankenhaus, der eigentlich für die Adventsfeier des eigenen Teams gedacht war. In der Klinik stellte sich heraus, dass sowohl Elle als auch Speiche gebrochen waren und er baldigst operiert werden musste.

Dieser Unfall war einfach Pech. Jonathan war während des Korbwurfs vom Gegner in der Luft ein wenig abgedrängt worden. Das reichte, um bei der Landung schief aufzukommen und auf den Arm zu fallen. Der Sturz war so unglücklich, dass Jonathan mit seinem Körpergewicht auf den verdrehten Unterarm fiel und sich die Knochen brach. Die Verletzung hätte zwar vermutlich auch während einer Rangelei auf dem Schulhof oder der Straße passieren können. Im sportlichen Wettkampf kommt es allerdings leichter dazu, dass im Eifer des Gefechts Stürze und Verletzungen auftreten.

Wissenschaftliche Analysen belegen, dass sich die Notfälle wie auch chronische Beschwerden häufen.[10] »Junge Athleten spezialisieren sich in immer jüngeren Jahren auf bestimmte Sportarten, und das bringt beachtlichen Stress für die Knochen und Muskeln mit sich«, sagen die australischen Sportmediziner Browne und Barnett. »Überlastungsverletzungen etwa an den Wachstumsfugen werden chronisch und machen viele Beschwerden aus. Da aber zunehmend Wert auf frühe Erfolge und ständige Leistungsverbesserungen im

Sport gelegt wird, sind auch immer häufiger Sehnenleiden und Ermüdungsbrüche zu beobachten.«

Sportmediziner und Kinderärzte fordern daher schon länger korrekte Diagnosen und ausreichenden Schutz für die Kinder und Jugendlichen. Dazu gehören ausreichend Ruhepausen, Kühlung mit Eis und manchmal eben auch die Hochlagerung des strapazierten Gelenks und eine medizinisch begleitete Rehabilitation. Gerade im Bereich des Knies und des Fersenbeins sind die Wachstumsfugen sehr empfindlich. Der Morbus Osgood-Schlatter, eine Verknöcherungsstörung unterhalb des Knies, kann zu langanhaltenden Beschwerden in diesem Gelenk führen. Ähnliches gilt für die Ferse, wo eine als Apophysitis calcanei bezeichnete Verknöcherungsstörung zu anhaltenden Beschwerden bei jedem Sprung und jedem Laufschritt führen kann.

Schonen sich die Jugendlichen – zumeist treten die Beschwerden im Alter zwischen elf und vierzehn Jahren auf – und verzichten eine Weile auf Training und Wettkampf, ist die Verletzung eigentlich harmlos und heilt folgenlos aus. Da es jedoch sowohl beim Morbus Osgood-Schlatter als auch bei Verknöcherungsstörungen an der Ferse schon mal sechs oder acht Monate dauern kann, bis auch unter Belastung keinerlei Beschwerden mehr auftreten, haben Trainer, Mannschaftskameraden und auch die Jugendlichen selbst oft nicht die Geduld, so lange zu warten. Gerade bei den besseren Spielern, die »wichtig« für die Mannschaft sind, drängen alle Beteiligten auf einen schnellen Einsatz.

Der knorpelige Anteil der noch nicht vollständig verknöcherten Knochen ist allerdings sehr verletzlich. Wird er immer wieder mechanisch beansprucht, drohen dauerhafte Schäden wie Mikrofrakturen oder Fehlentwicklungen, die zu Wachstumsstörungen führen können. Gefährlich sind auch Schonhaltungen. Um den Schmerz zu vermeiden oder wenigstens zu verringern, macht der Körper automatisch Ausgleichbewegungen. Dadurch werden Gelenke, Bänder und Muskelgruppen falsch belastet, so dass Schäden in Bereichen drohen, die ursprünglich gar nicht betroffen waren.

Unter den akuten Sportunfällen sind immer noch die traumatischen Knieverletzungen sowie Verdrehen, Verstauchen oder Überdehnungen im Bereich des Knöchels am häufigsten. Zumeist sind Bänder, Sehnen und andere Weichteile betroffen und nicht die Knochen. Trotzdem kommt es auf ausreichend Ruhe und die richtigen Übungen zur Stärkung und Rehabilitation an, wenn Komplikationen und chronische Schmerzen vermieden werden sollen. »Noch besser wäre es natürlich, diese Zwischenfälle zu verhindern«, schreiben Browne und Barnett. »Die meisten dieser Verletzungen lassen sich nämlich mit simplen Vorbeugemaßnahmen verhindern.«

Die Mannschaft wechselt geschlossen den Verein

Bisher hat es allen viel Spaß gemacht, und auch die ersten Erfolge blieben nicht aus. Nach Siegen in der Kreisliga und bei Turnieren auf lokaler Ebene kam das Team irgendwann sogar bis ins Bezirksfinale. Die Mädchen waren mit viel Eifer und Freude bei der Sache und trainierten gerne. Als sie erfuhren, dass sie bald einen neuen Trainer bekommen würden, änderte sich ihre Stimmung jedoch rapide. Erst sprach es eine aus, dann die andere – und die Eltern waren schnell damit einverstanden. Fast die komplette Mannschaft entschied sich dafür, zur kommenden Saison den Verein zu wechseln.

Der neue Trainer, der die Mannschaft übernehmen sollte, war sogar schon unter den jungen Handballerinnen berüchtigt und bekannt als Schleifer, der ebenso harte wie veraltete Trainingsmethoden anwendete. Bei einer Mannschaft von 15- und 16-Jährigen hatten etliche innerhalb kurzer Zeit Kniebeschwerden bekommen. Während mehrerer Turniere hatten sie und die Eltern davon erzählt, dass einige Mädchen dauerhaft verletzt waren, sich am Knie operieren lassen mussten oder den Sport ganz aufgegeben hatten, weil sie immer wieder mit Schmerzen oder anderen Beschwerden kämpfen mussten.

Diesem Schicksal wollte das Team der jetzt 12- bis 13-Jährigen entgehen. »Bei diesen Trainingsmethoden sind nach einer Saison die Knie kaputt«, sagt einer der Väter, der selbst früher in einer höheren Liga Handball gespielt hat. »Was wir über die Übungen und die Intensität gehört haben, lässt nichts Gutes erwarten. Und gelegentlich haben wir ja auch gesehen, was im Training geplant war.«

»Wer zu früh zu viel und zu ambitioniert trainiert, bekommt zahlreiche Probleme aufgrund von Überlastungen«, sagt Sportmediziner Bernd Wolfahrt. »Gerade im Handball drohen schon früh schwere Verletzungen wie Kreuzbandrisse. Die Muskulatur ist noch nicht genügend vorbereitet, und in der Wachstumsphase kommen die Koordination und der Halteapparat oftmals einfach nicht nach.« Aber gerade im Jugendhandball übersteigen Umfang und Intensität des Trainings das Ausmaß, das in diesem Alter angemessen wäre.

In dieser Phase sind ausreichende Erholungszeiten deshalb so wichtig – und nach Verletzungen braucht der sich entwickelnde Organismus besonders viel Zeit. Dann gilt, was Sportmediziner Bernd Wolfarth über Belastungen im

Kinder- und Jugendsport sagt: »Im Wachstum treten oft Beschwerden auf, aber die verschwinden auch schnell wieder, wenn man ihnen mit Zeit und Ruhe begegnet.«

Im Handball ist – wie bei vielen Kontaktsportarten – das Risiko besonders hoch, weil die schnellen Richtungswechsel, sowie abrupte Stopp- und Drehbewegungen im Nu dazu führen können, dass man sich das Knie schmerzhaft verdreht oder den Knöchel vertritt. Das passiert selbst erwachsenen Handballern sehr oft. Bei Jugendlichen ist die Muskulatur noch weitaus schwächer, weswegen die Rotations- und Scherkräfte noch ungeschützter auf Gelenke, Bänder und Sehnen einwirken.

Wird die Verletzung anschließend nicht richtig ausgeheilt und bleibt die Ruhepause zu kurz, droht weiteres Ungemach. Überlastung im Handball macht sich häufig dadurch bemerkbar, dass es zu einem Patellaspitzensyndrom kommt oder an Knie, Knöchel, Schulter, Rücken oder Hüfte chronische Entzündungen drohen, die zu ungesunden Ausweichbewegungen führen.

Die Eltern wollten nicht vorschnell urteilen und die Jugendlichen auch nicht. Deshalb holten sie weitere Erkundigungen bei ehemaligen Spielern ein, die den Trainer kannten. Zudem sprachen die Eltern mit dem Trainer, der für ihre Kinder vorgesehen war. Anschließend war die Entscheidung klar: »Die Kinder haben sich entschlossen, als ganze Mannschaft geschlossen zu wechseln. Und auch wir wollten nicht, dass sie kaputt gemacht werden«, sagt ein Vater.

Bestätigt sahen sich die Spieler dann durch Zufall ein paar Monate später. Sie sahen einer auswärtigen B-Jugendmannschaft zu, die direkt vor ihnen spielte. Die Eltern der Gastmannschaft unterhielten sich die ganze Zeit darüber, dass in ihrem Team ja so viele Spielerinnen verletzungsbedingt

fehlten und deswegen die Mannschaft gar nicht in voller
Stärke aufgelaufen wäre. Diejenigen Spielerinnen, die auf
dem Feld waren, sahen auch nicht viel gesünder aus. Fast alle
hatten die Knie oder Knöchel bandagiert. Das waren keine
Knieschoner, sondern hier handelte es sich um Verbandsma-
terial. Ein untrügliches Zeichen dafür, dass die Spielerinnen
mit Beschwerden antraten.

»Manchmal sieht man den Mannschaften schon beim Ein-
laufen an, wie sie trainiert werden«, sagt ein Stützpunkttrainer. »Wenn du siehst, dass sie nur noch getapet und mit
Bandagen ins Spiel kommen und schon beim Aufwärmen
unrund laufen, dann kannst du sicher sein: Da läuft viel
falsch.«

6
Lebenslange Schäden

Bevor Kinder sich dazu entschließen, einem Sportverein beizutreten, oder von ihren Eltern angemeldet werden, stellt sich die grundsätzliche Frage: Sind sie überhaupt sporttauglich? So haben beispielsweise bis zu 5 Prozent aller Kinder in Deutschland eine Hüftdysplasie, wie die Fehlstellung oder Verknöcherungsstörung des Hüftgelenks beim Neugeborenen genannt wird. »Wird mit solchen Kindern viel oder mit hoher Umfangsbelastung trainiert, sind die Spätschäden absehbar«, sagt der Sportmediziner Bernd Wolfarth. »Generell ist es gefährlich, im Sport die Intensität in kurzer Zeit zu steigern. Gerade bei jungen Spielern drohen dann schnell Überlastungen.«

Werden diese Fehlentwicklungen nicht erkannt oder ignoriert und die Spieler »trainieren über den Schmerz hinweg«, sind Spätschäden kaum abzuwenden. Aber auch bei gesunden Kindern machen sich die Folgen falschen oder übermäßigen Trainings erstaunlich früh bemerkbar.

Die Hälfte der Jugendlichen ist verletzt: die Folgen falschen Trainings

Es gibt zwar zahlreiche Berichte und Anekdoten von verletzten Kindern und Jugendlichen, die nach zu viel Training oder falschen Übungen nicht nur Blessuren, sondern dauerhafte Einschränkungen davongetragen haben. Etliche von ihnen haben ihre Karriere im Sportverein beendet, bevor sie überhaupt richtig begonnen hatte. Die Forschung hat sich diesem Thema allerdings bisher ziemlich wenig gewidmet. »Die Wissenschaft liefert zum Zusammenhang zwischen ›falschem‹ Training und Folgeschäden leider noch viele freie Flächen«, sagt Andreas Nieß. »Einige Risikofaktoren für Überlastung haben wir aber längst identifiziert.«

Schwedische Ärzte haben beispielsweise eine große Untersuchung an Schulkindern im Alter zwischen elf und fünfzehn Jahren ausgewertet. Die Kinder hatten an einem Sommer-Sportcamp teilgenommen und übten sieben häufige Sportarten aus, darunter Fußball, Basketball, Handball, Tennis, Eishockey und Turnen. Erstaunlich war, dass mit 49 Prozent nahezu die Hälfte der Kinder und Jugendlichen innerhalb eines Jahres über Verletzungen oder Überlastungsschäden klagte.[1]

Ein paar Risiken ließen sich deutlich erkennen: Jungs waren mit 51 Prozent etwas häufiger von Verletzungen betroffen als die Mädchen, von denen aber immerhin auch 46 Prozent über Beschwerden klagten. Zudem gab es einen klaren Anstieg der Verletzungswahrscheinlichkeit mit zunehmendem Alter, den auch andere Sportärzte beobachtet hatten:[2] Während es bei 11- und 12-Jährigen noch zu vergleichsweise wenig Blessuren und Überlastungsschäden kommt, liegt das Verletzungsrisiko im Alter von vierzehn Jahren bereits um 25 Prozent über dem Durchschnitt, mit fünfzehn Jahren sogar um 33 Prozent.

In dieser Zeit machen junge Menschen den größten Entwicklungssprung. Aus Kindern werden – zumindest körperlich – Erwachsene. Gleichzeitig wachsen die Muskeln und Knochen jedoch unterschiedlich schnell, und die Jugendlichen wissen manchmal nicht, wohin mit ihren schlackernden Gliedmaßen, und stolpern über ihre eigenen Füße. Gerade in diesem Alter ist es wichtig, dass Warnsignale des Körpers beachtet werden und die Ruhephasen nach Verletzungen lange genug ausfallen.

Arthrose und künstliches Hüftgelenk

In der gefürchteten Rubrik »Was macht eigentlich?« aufzutauchen, ist keine besondere Ehre für einen Ex-Prominenten. Dort werden zumeist Schauspieler, Musiker, Politiker oder auch Sportler porträtiert, die früher einmal berühmt waren, jetzt aber nur noch von Eingeweihten gekannt werden. Finden Sportler dort Erwähnung, ist es nicht selten, dass sie von ihren gesundheitlichen Einschränkungen erzählen oder dem Rückschlag, den sie nach dieser Verletzung oder jener Operation erlitten haben.

Wie häufig ehemalige Sportler unter Folgeschäden leiden, überrascht jedoch sogar Sportmediziner. In diversen Untersuchungen wurde analysiert, welche körperlichen Probleme bleiben, wenn der Sport nicht mehr ausgeübt werden kann.[3] Unter ehemaligen Sportlern, die jetzt jenseits der fünfzig sind, leiden demnach 29 Prozent unter schwerer Arthrose in Knie oder Hüfte (bei den Nichtsportlern sind es in diesem Alter 18,6 Prozent). Erstaunliche 11,4 Prozent hatten bereits ein künstliches Gelenk eingepflanzt bekommen – unter den genauso alten Nichtsportlern haben nur 5,8 Prozent diese Operation über sich ergehen lassen müssen.

Besonders aufschlussreich ist aber nicht nur der Vergleich zu den Nichtsportlern, sondern auch jener unter verschiedenen Sportarten. Die ehemaligen Athleten, die Kontaktsportarten ausgeübt hatten, litten später zu 28 Prozent (Fußball), zu 31,2 Prozent (Handball) und zu 36,4 Prozent (Eishockey) unter einer starken Arthrose, während nur 24,4 Prozent der Läufer, Kanuten, Schwimmer und Radfahrer von dem Gelenkverschleiß betroffen waren. Häufig handelte es sich dabei um eine Früharthrose, das heißt die Beschwerden traten bereits mit 30 oder 40 Jahren auf.

Beim Gelenkersatz ergab sich ein ähnliches Bild: Der Anteil der Läufer, Kanuten, Schwimmer und Radfahrer mit künstlichem Hüft- oder Kniegelenk lag mit 6,7 Prozent nur wenig über dem in der altersgleichen Gruppe, die früher keinen Sport ausgeübt hatte (5,8 Prozent). Ehemalige Fußballer (11,7 Prozent), Handballer (13,5 Prozent) und Eishockeyspieler (13,8 Prozent) hatten hingegen fast doppelt so häufig eine Knie- oder Hüftprothese eingebaut bekommen.

Die Schlussfolgerung der Orthopäden und Sportwissenschaftler ist eindeutig: »Unsere Untersuchung zeigt, dass ehemalige Sportler aufgrund ihrer Arthrose und der künstlichen Gelenke eine finanzielle Belastung für die Gesellschaft darstellen, die doppelt so hoch ist, wie es eigentlich in diesem Alter anzunehmen wäre.« Besonders bei Kontaktsportarten ging das um das Zwei- bis Vierfache erhöhte Risiko damit einher, dass die Sportler zuvor Schädigungen an Sehnen, Muskeln, Bändern und Knorpeln aufwiesen.[4] Gerade diese Verletzungen sind es aber, die durch optimales Training im Jugendalter zum Großteil verhindert werden können – Experten sind sich einig darin, dass zwischen 46 und 80 Prozent dieser Schäden nicht auftreten würden, wenn Kinder und Jugendliche angemessen trainiert und auf Spiel und Wettkampf besser vorbereitet werden würden.[5]

Da läuft viel falsch – Sport trotz Überlastung

> »Schlimm ist dieses Gejammer. Tut hier weh, tut da weh.
> Aber solange sie das Handy halten können,
> muss ja noch genug Kraft da sein.«
>
> *Werner Lorant, ehemaliger Fußballbundesligatrainer*

Was die Trainer im Jugendbereich besser machen sollten, worauf die Kinder und Eltern selbst achten können und in welchen Bereichen es noch etliche Defizite gibt, kann kaum jemand besser beurteilen als Bernd Wolfarth. Der Arzt hat mehr als zwanzig Jahre lang die Nationalmannschaft der Biathleten und Langläufer betreut und etliche andere Spitzensportler verarztet, seit sie als 13-Jährige angefangen haben, im Jugendbereich für den Leistungssport zu trainieren. Seit 2014 ist Wolfarth Chef der Sportmedizin an der Berliner Charité, dem Klinikum, das zur Berliner Humboldt-Universität gehört.

Im 18. Jahrhundert befand sich die Charité noch in einer Randlage von Berlin. Wer heute vor dem Reichstag oder dem Kanzleramt steht, mag das kaum glauben, bietet der Bettenturm des Großklinikums doch einen zentralen Blickfang in der Metropole. Die Gründung der Berliner Universität 1810 auf Betreiben Wilhelm von Humboldts, die Berufungen angesehener Gelehrter und bauliche Erweiterungen waren die Grundlage für das weltweit anerkannte Schaffen von Charité-Ärzten wie Robert Koch und Rudolf Virchow Ende des 19. Jahrhunderts.

Heute gilt die Charité nach mehreren Fusionen der Berliner Krankenhäuser als größtes Klinikum Europas, in dem stationär jedes Jahr 130 000 Patienten von 14 500 Mitarbeitern versorgt werden. Fast eine Million Menschen suchen jedes Jahr ambulant Hilfe in der Charité. Das Großklinikum hat Nobelpreisträger und herausragende Persönlichkeiten hervorgebracht. Gleichzeitig gilt die Charité mit ihrem riesigen Gebäudekomplex, dem 100-Meter-Bettenhaus und der bloßen Anzahl ihrer Patienten als Symbol für ein Mega-Krankenhaus, in dem sich Hilfesuchende schnell verloren vorkommen können.

Es geht vorbei an roten Backsteinbauten aus der Gründerzeit, dann erreicht man das Sportwissenschaftliche Institut. Früher waren hier die Pferdeställe für die Tiermedizin. Die hohen Fenster in den Räumen, in denen auf dem Laufband und dem Fahrradergometer Leistungstests und Laktatwerte erhoben werden, haben Fenster in kleinen Giebeln unter der Decke – das waren vor 100 Jahren die Futterluken für die Tiere.

»Gefährlich sind im Jugendalter besonders die Überbelastungen«, sagt Wolfarth. »Es ist kritisch, wenn in kurzer Zeit die Umfänge des Trainings ausgeweitet und in höherer Intensität trainiert werden sollen.« Typische Überbelastungen zeigen sich bei Fußballern und anderen Sportlern am Knie. Gerade während des Wachstums stellen sich häufig Schmerzen an der Knochenaufrauhung ein, an denen die Patellasehne ansetzt. Als Morbus Osgood-Schlatter bezeichnen Mediziner die Reizung am Schienbein, die so weit führen kann, dass sich Knochenstücke lösen und absterben können. Als Ursache wird trainingsbedingte Überbelastung vermutet.

Besonders dann, wenn die Oberschenkelmuskulatur angespannt wird, treten die Schmerzen auf. Am häufigsten sind die Beschwerden bei Jungen im Alter von dreizehn, vierzehn Jahren. Mädchen sind deutlich seltener betroffen. Das Leiden ist lästig, aber eigentlich harmlos. Die beste Behandlung besteht darin, sich zu schonen und eine Trainingspause einzulegen. Nicht ein paar Tage, sondern Wochen und Monate. Manchmal ist es nötig, sechs bis neun Monate auf den geliebten Sport zu verzichten. Eventuell hilft es zusätzlich, den schmerzenden Bereich zu kühlen und die Entzündung zu behandeln.

Häufig wird »über den Schmerz« trainiert, wie es in Sportlerkreisen heißt. »Da ist ein Nachwuchstalent, der ist doch so gut, den können wir doch jetzt nicht so lange aussetzen lassen«, wiederholt Wolfarth die typischen Argumente, die Trainer und Vereinsleiter in solchen Fällen gerne bringen und denen sich auch ehrgeizige Eltern leider allzu oft anschließen. »Dabei ist es ganz wichtig, auch solche vermeintlich banalen Verletzungen ausheilen zu lassen.«

Eine große Gefahr bei nicht vollständig ausgeheilten Verletzungen besteht in den Ausweichbelastungen, die zu Haltungsschäden und Arthrose führen können. Um den schmerzenden Bereich zu schonen und unangenehme Bewegungen zu vermeiden, werden andere, falsche Bewegungsmuster eingeübt. Dies kann zu chronischen Entzündungen etwa an der Achillessehne oder am Kniegelenk führen. Manchmal wirkt sich der chronische Reiz auch aufs Hüftgelenk aus oder führt zu dauerhaften Beschwerden im Bereich der Lendenwirbelsäule. Rückenschmerzen sind die Folge, auch wenn die Beschwerden ursprünglich am Knöchel oder am Knie aufgetreten sind.

Über den Schmerz trainieren

»Schmerz ist ein Warnsignal, das ernst genommen werden muss«, sagt der Berliner Sportmediziner Bernd Wolfarth. »Wer trotz Schmerzen weitermacht, provoziert Fehlbelastungen. Die Regel ist eigentlich ganz einfach: Alles, was schmerzfrei möglich ist, ist auch erlaubt. Den Schmerz mit Medikamenten zu unterdrücken, um weiter Sport treiben zu können, ist jedenfalls nicht der richtige Weg.« Leider wird diese elementare Funktion des Schmerzes im Jugendsport zu wenig beachtet. Statt als wichtiges Warnsignal, das auf Störungen oder Fehlfunktionen hinweist, gilt Schmerz als lästiger Störenfried, den es mit Hilfe der Pharmaindustrie schnell auszuschalten gilt, um dann ungestört weitermachen zu können.

»Schmerzen im Freizeitsport werden leider häufig ignoriert oder mit Medikamenten überdeckt«, sagt auch Chefarzt Andreas Nieß. »Es herrscht eine seltsame Kultur im Sport – wer Schmerzen hat und sie aushält, wird sogar noch glorifiziert.« Auf die Zähne beißen, sich zusammenreißen, Qualität kommt von quälen, Schmerz ist Anstrengung, die den Körper verlässt – die Sprache der Sportler hat viele Umschreibungen oder seltsame Sprüche dafür gefunden, dass man gefälligst etwas aushalten können muss.

Wer immer wieder Schmerzen in Fuß, Knie, Hüfte, Sprunggelenk oder der Achillessehne ignoriert und pharmakologisch unterdrückt, riskiert allerdings auf Dauer Magen-Darm-Blutungen, Infarkte, chronische Verletzungen, Überlastungen und Fehlstellungen. Eine gereizte Achillessehne und das Schienbeinkantensyndrom sind typische orthopädische Folgeprobleme. »Im Sport ist noch immer die Haltung verbreitet, Beschwerden zu verharmlosen«, sagt

Nieß. »Und leider verstärken viele Trainer diese Einstellung noch.«

Wie sehr die Einstellung verbreitet ist, den Schmerz und nicht die Ursache für die Beschwerden auszuschalten, zeigen die erschreckenden Zahlen, wonach 61 Prozent der Teilnehmer des Bonn-Marathons 2010[6] und 49 Prozent der Teilnehmer des Berlin-Marathons 2010 unmittelbar vor dem Start Schmerzmittel einnahmen.[7] In Berlin gingen sogar 11 Prozent der Teilnehmer mit Schmerzen an den Start und bei 15 Prozent wurden gleich mehrere Schmerzmittel aus der Gruppe der nicht-steroidalen Antiphlogistika im Urin nachgewiesen. Dazu gehören die Klassiker Acetylsalicylsäure (Aspirin und Co.), Ibuprofen und Diclofenac, die zu den meistverkauften Substanzen weltweit gehören.

Anstatt ihnen die Beschwerden zu nehmen, traten unter den Sportlern, die Schmerzmittel einnahmen, vermehrt schwere Nebenwirkungen auf. Drei Läufer erlitten ein Nierenversagen nach Ibuprofen-Einnahme, vier Läufer mussten aufgrund von Magen-Darm-Blutungen nach Aspirin-Einnahme behandelt werden, und zwei erlitten Infarkte unter Aspirin.[8] Die genannten Medikamente sind bekannt dafür, diese Nebenwirkungen auslösen zu können.[9] Aspirin kann zwar vor Infarkten schützen, indem es das Blut verdünnt. Ärzte wissen aber auch, dass Schmerzmittel das Risiko für Infarkte verstärken können. Wissenschaftler schätzen, dass es allein in den USA jedes Jahr zu mehr als 16 000 Todesfällen durch die Einnahme von Schmerzmitteln kommt.[10]

Auch wenn es sich hier zumeist um Erwachsene handelt, die solche Substanzen nehmen und die selbst für ihren Körper verantwortlich sind: »Die Ignoranz von Schmerzen und der Umgang mit Schmerzmitteln wird im Sport toleriert, das gilt leider auch schon im Jugendbereich«, sagt Andreas

Nieß. »Dabei muss man ganz klar sagen: Mit der Einnahme von Schmerzmitteln trampele ich buchstäblich auf der Verletzung herum.«

Der Umgang mit Verletzungen im Sport weist noch viele weitere Schwachstellen auf. »Hier fehlt das Bewusstsein bei den Trainern, aber auch bei vielen Spielern und Eltern«, sagt Wolfarth. Bei kleineren Bandverletzungen oder dem Anriss eines Meniskus im Knie wird oft nicht lange genug abgewartet, bis alles wieder ausgeheilt ist. Es drohen bleibende Gelenkschäden. Das, was Sportmediziner »Return to play« nennen, findet zu früh statt. Die Spieler nehmen wieder am Wettkampf teil, obwohl sie noch nicht ganz gesund und ihre Verletzungen noch nicht ausgeheilt sind.

Im Widerspruch zum geplanten Schutz der Kinder und Jugendlichen steht in diesem Zusammenhang auch, dass es eine ungünstige Entwicklung in der Ausbildung der Sportlehrer gibt. Die sportmedizinischen Inhalte kommen zu kurz. So erlaubt es die Prüfungsordnung in Baden-Württemberg beispielsweise neuerdings, dass die Lehramtskandidaten im mündlichen Staatsexamen (sport-)medizinisches Wissen abwählen können und diese Inhalte auch nicht lernen müssen. »Das ist das falsche Signal«, sagt der Sportmediziner Andreas Nieß. »Wir brauchen im Gegenteil mehr Angebote, um das Wissen über die richtigen Trainingsinhalte zu vermitteln.«

Den jugendlichen Spielern kann man vermutlich den geringsten Vorwurf machen. »Kinder und Jugendliche geben doch frühestens mit 16 Jahren zu: Das kann ich nicht, das packe ich nicht«, sagt ein erfahrener Jugendtrainer. »Vorher haben sie den Ehrgeiz, alle Übungen zu absolvieren, und trauen sich oftmals nicht zu sagen, dass ihnen etwas weh tut.«

»Für einen Zwölfjährigen ist eine Früharthrose weit weg«, sagt Wolfarth. »Der denkt vor allem daran, ob er am Wochenende beim Spiel zum Einsatz kommt oder nicht.« Die Trainer im Breitensport sind ebenfalls überfordert. Sie haben zumeist keine medizinischen Kenntnisse und können daher auch nicht abschätzen, wie lange ein Spieler eine Pause benötigt. »Da ist der Jugendleistungssport sogar oft im Vorteil, weil es dort professionelle Physiotherapeuten, Mannschaftsärzte und andere medizinische Ressourcen gibt, auf die man zurückgreifen kann.« Gerade die guten und ehrgeizigen Spieler, die über mehr Talent verfügen als andere, es aber trotzdem nicht in professionell betreute Kader oder Auswahlteams geschafft haben, sind vom frühen Verschleiß gefährdet.

Wer mit dreißig oder vierzig Jahren bereits stark schmerzende Gelenke hat und an einer Früharthrose leidet, denkt vielleicht voller Ärger und Bedauern an das falsche Training zu Jugendzeiten zurück. »Der Gefahr eines frühzeitigen Verschleißes kann man vorbeugen«, sagt Sportmediziner Wolfarth. »Zu frühe oder falsche Belastungen sollten ebenfalls verhindert werden, wie Ausweichbelastungen oder andere Korrekturen des Körpers, um Schmerzen zu verhindern.« Die Belastung richtet sich dabei keineswegs danach, ob der Laufstil oder andere Bewegungen eines Sportlers elegant aussehen. »Es geht nicht darum, einen Schönheitspreis zu gewinnen«, sagt Wolfarth. »Die Bewegungen müssen vor allem funktionell sein und zum jeweiligen Körper passen.«

Immer auf die Rübe: Gefahr durch Kopfbälle und Stöße

»Du musst nur richtig hingehen, dann tut es auch nicht so weh.« Mit Druck und angespannter Nackenmuskulatur – und den Ball dann am besten direkt mit der Stirn treffen. Wer Kindern beim Kopfballtraining zusieht, der kann schon vom Zuschauen Kopfschmerzen kriegen. Immer und immer wieder prallt der Ball gegen ihren Kopf. Manche Kinder vermeiden das und wollen den Ball nicht mit dem Kopf spielen – ein vernünftiger Gedanke, der sich aber meist nicht umsetzen lässt. Denn für einen richtigen Kicker gehört ein strammer Kopfball natürlich dazu. Die Trainer fordern das ein mit dem unmissverständlichen Hinweis: »Den ersten Ball bekommen, direkt hin!«

Was die medizinischen Folgen angeht, kommt es natürlich entscheidend auf die Kräfte an, die auf den Kopf einwirken. Ein weicher Ball, der noch dazu sanft getreten wird und »butterweich« ankommt, kann geköpft werden, ohne dass dabei Schäden zu befürchten sind.

Aber manchmal sind die Bälle auch im Jugendalter erstaunlich hart, oder sie werden scharf geschossen. Es ist sogar eine beliebte Variante beim Eckball oder Freistoß, einen besonders hart getretenen Ball mit dem Kopf abzulenken. Regelmäßig sieht man auch, dass Fußballer – Kinder, Jugendliche und Erwachsene – einen Ball mit dem Kopf spielen, der besonders lange unterwegs war: den Abschlag des Torwarts. Bevor der Ball im Bereich der Mittellinie aufkommt, hat er viel Fahrt aufgenommen und fällt aus großer Höhe mit mehr Wucht als sonst herab.

Es geht in dieser Zone des Spielfelds zumeist um keine spielentscheidenden Szenen. Wer rund um die Mittellinie einen Ball erobern und behaupten kann, wird daraus keinen uneinholbaren Vorteil ziehen. Trotzdem gehen auch Kinder schon dorthin, wo der Ball vermutlich aufkommen wird. Und dann wird er mit dem Kopf verlängert – oder in die entgegengesetzte Richtung bewegt. Ein Brummschädel ist dabei garantiert.

Die Spätfolgen für das Hirn werden unterschätzt. Dabei ist das Risiko für Hirnschäden in fast allen Sportarten mit Körperkontakt deutlich erhöht.

In den vergangenen Jahren häuften sich in der nordamerikanischen Eishockey-Profiliga NHL die Zwischenfälle, in denen die Kufen-Cracks schwere Gesundheitsfolgen davontrugen. Kanadas Eishockey-Star Eric Lindros klagte nach etlichen Gehirnerschütterungen über Leistungseinbußen gegen Ende seiner Karriere. 2011 musste der 26-jährige Sid Crosby fast eine Saison komplett pausieren, nachdem er mehrere Gehirnerschütterungen erlitten hatte. Kürzlich zeigte eine Langzeit-Analyse sogar, dass auch Football-Spieler ein erhöhtes Risiko haben, an Alzheimer oder dem Nervenleiden Amyotrophe Lateralsklerose (ALS) zu erkranken und zu sterben. Von Boxern ist das schon länger bekannt.

Ein amerikanisches Ärzteteam hat 3500 ehemalige Spieler untersucht, die zwischen 1959 bis 1988 in der Profiliga NFL aktiv waren.[11] Unter den früheren Football-Profis waren Nervenerkrankungen deutlich häufiger die Todesursache als in der Normalbevölkerung. »Die wiederholten traumatischen Hirnschädigungen sind wohl der wahre Grund für diese Todesfälle«, sagt Lehman. »Die Symptome bei Alzheimer und ALS können ja ähnlich sein wie nach mehrfachen Gehirnerschütterungen.« Seit Jahren fordern Ärzte mehr Schutz für jene Athleten, die Kontaktsportarten betreiben.

Auch Fußball kann gefährlich für das Gehirn sein – das ist schließlich der einzige Sport, bei dem das Spielgerät (und

Körperteile des Gegners) immer wieder auf den ungeschütz-
ten Kopf prallen. Ärzte erkennen mittlerweile, dass die häufigen Erschütterungen beim Kopfball langfristig schaden.
Nachlassendes Gedächtnis, eingeschränkte Lösungskompe-
tenz und beeinträchtigtes abstraktes Denken wurden schon
früh bei Kickern beschrieben – und zwar nicht nur bei Profis, sondern auch bei Breitensportlern.[12] Zudem nehmen die
Duelle um einen Kopfball zu, bei dem der Gegenspieler mit
dem Ellbogen, der Schulter oder anderen Körperteilen einen
Schlag gegen den Kopf bekommt.[13] Ein Gedächtnisverlust ist
typisch für eine Gehirnerschütterung. Die weiche Hirnmasse
prallt mit Wucht gegen den Schädel – und wieder zurück.
Kopfschmerzen, Schwindel, Übelkeit und Erbrechen sind
weitere Folgen, bei schwereren Verläufen drohen Halluzinationen und neurologische Ausfälle. Die gleichen Symptome
kennen auch Trinker, Epileptiker und Patienten, die an einer
Hirnhautentzündung leiden.

Bei einer leichten Gehirnerschütterung kann man sich ty-
pischerweise nicht an das Geschehen unmittelbar nach dem
Unfall erinnern. Dieser Gedächtnisverlust wird als antero-
grade Amnesie bezeichnet. Erinnerungslücken an die Zeit
vor dem Unfall nennen Ärzte hingegen retrograde Amnesie,
und diese spricht für eine schwere Verletzung. Auch wenn es
sich »nur« um eine Gehirnerschütterung handelt, sollten Patienten anschließend 48 Stunden in der Klinik beobachtet
werden, damit eine mögliche Hirnblutung sofort entdeckt
werden kann.

Internationale Empfehlungen für die Fußball-Ligen, wonach Spieler regelmäßig kognitive Tests absolvieren und auf
Anzeichen für etwaige Hirnschäden untersucht werden
sollen, finden jedoch kaum Beachtung. Eine Analyse in einer britischen Fachzeitschrift für Sportmedizin zeigte, dass

28 Prozent der britischen Fußballvereine auch mehr als zehn Jahre später noch nie von den 2001 verabschiedeten – und mehrfach aktualisierten – Regeln gehört haben. Sogar in der Premier League halten sich weniger als die Hälfte aller Vereine an die Richtlinie, ihre Spieler routinemäßig auf etwaige Symptome für Hirnschäden zu testen.

Wer sich nicht selbst schützt, muss daher wohl vom Staat geschützt werden – nach diesem Motto gilt seit 2012 in Kalifornien ein Gesetz für mehr Sicherheit im Jugend- und Studentensport, mit dem Nachwuchsathleten vor einer Gehirnerschütterung und den Spätfolgen bewahrt werden sollen. Demnach werden Spieler mit einer Gehirnerschütterung sofort vom Spiel ausgeschlossen und dürfen nur mit ärztlichem Attest beim nächsten Spiel mitmachen. Zudem müssen Schüler wie Eltern jedes Jahr ein Informationsblatt unterschreiben, in dem sie über die möglichen Folgen einer Gehirnerschütterung aufgeklärt werden.

»Die Fachwelt diskutiert vehement, ob Spitzenathleten in Kontaktsportarten nicht gefährdet sind, sich ihr Gehirn auf Dauer zu ruinieren«, sagt Florian Heinen, Leiter der Abteilung für Nervenschäden und kindliche Entwicklung am Haunerschen Kinderspital der Universität München. »Kommt das Trauma unvorhergesehen, kann man sich ja kaum davor schützen.« Während Rennfahrer Fliehkräfte erwarten und ausgleichen, indem sie ihre Nackenmuskeln trainieren, kommt der Stoß bei Football, Fußball, Eishockey oder Handball zumeist unvermittelt.

Heinen vergleicht die fragile Verankerung des Gehirns am Rückenmark mit einem großen Blumenkohl, der auf einem dünnen Stiel sitzt. Bei einer schnellen Beschleunigung oder Bremsung werden die Nervenzellen belastet. Früher galt die Gehirnerschütterung als eine Episode kurzer Bewusstlosigkeit ohne bleibende Folgen. Heute wissen Ärzte: Der Schaden kumuliert. Nach und nach werden immer mehr Beeinträchtigungen der Hirnfunktion deutlich.

Von Verboten wie in Kalifornien hält Kinderarzt Heinen trotzdem nicht viel. »Die Sportler werden aus Angst um ihre Karriere das Gesetz vermutlich umgehen«, befürchtet der Mediziner. »Man kann aber einige Regeln ganz grundsätzlich hinterfragen: Wieso darf man beim Eishockey seine Gegner an der Bande zerquetschen und beim Football die Köpfe gegeneinander rammen?«

Auch der Fußball steht auf dem Prüfstand, in Deutschland mit großem Abstand der Volkssport Nummer eins. Neurologen vom Einstein-College in New York stellten kürzlich beunruhigende Befunde vor, die zeigen, dass auch bei einem Kopfball Schlimmeres im Gehirn passiert, als bisher angenommen wurde. Dazu passt, dass Fußballer die ersten zwei Tage nach einem Spiel schlechter komplexe Figuren nachzeichnen und Rechenaufgaben lösen können als beispielsweise Leichtathleten oder Schwimmer.[14]

»Man wird das Leiden nicht mehr los«: bleibende Hirnschäden

Es passiert vorsätzlich, immer wieder, in jedem Spiel. Beim American Football rennen die Spieler aufeinander zu, sobald der Schiedsrichter den Ball freigibt. Es ist das erklärte Ziel, den Gegner zu rammen und umzustoßen, um dem Mitspieler den Weg freizuräumen. Mit der Schulter, mit dem Rumpf und manchmal eben auch mit dem Kopf gehen sie aufeinander los, ohne Rücksicht auf Verluste. Aber nicht nur bei diesem martialischen Spiel kann der Kopf in Mitleidenschaft

gezogen werden, sondern auch beim Eishockey und natürlich beim Lieblingssport der Deutschen, dem Fußball.

Fußballer oder Eishockeyspieler stoßen sich pro Saison
etwa 500 Mal den Kopf an, haben Mediziner errechnet. Nicht
ein bisschen, sondern heftig. Das gilt nicht nur für Profis,
sondern auch für Amateure. Auch wenn viele der Stöße
nicht zu einer Gehirnerschütterung führen, sind sie in der
Summe viel schädlicher als bisher angenommen. Besonders
bedrohlich sind die Erschütterungen im Jugendalter. Spätfolgen sind leider alles andere als selten.

»Natürlich sind auch Kopfbälle beim Fußball schädlich«,
sagt Jakob Matschke. »Im Training wird das ja Hunderte
Male geübt.« Matschke ist Rechtsmediziner und Neuropathologe am Universitätsklinikum Hamburg-Eppendorf. Er
hat Hunderte von Gehirnen aufgeschnitten und untersucht
und kennt die Fachliteratur. »Stürmer und Verteidiger sind
von den Hirnschäden häufiger betroffen als Mittelfeldspie-
ler«, sagt der Mediziner. »Sie sind ja auch mehr gefordert,
den Ball mit dem Kopf zu spielen, um ein Tor zu erzielen
oder Gegentore zu verhindern.«

Fußballverbände wiegeln hingegen ab. Schließlich ließen
sich die Ergebnisse vom American Football nicht auf den
Fußball übertragen, den die Deutschen doch so sehr lieben.
»Die Mär von der Kopfballgefahr« ist ein Interview über-
schrieben, das sich auf der Webseite des Bayerischen Fußballverbandes findet. Tatsächlich gibt sich ein Arzt dafür her,
um zu verharmlosen und wissenschaftliche Befunde als
»Vorurteile über das Kopfballspiel« zu verniedlichen. Die
Spätfolgen und Hirnschäden, die Ärzte bei Spielern festgestellt haben, sind demnach unglückliche Zwischenfälle, die
aber unmöglich etwas mit dem Sport zu tun haben. Weil
nicht sein kann, was nicht sein darf, ist hier das Motto.

Dass Fußball und besonders der Kopfball schädlich für das Gehirn sind, daran besteht unter Fachleuten eigentlich kein Zweifel mehr. Zudem ist Fußball der einzige Sport, bei dem der ungeschützte Kopf direktes Kontaktziel für den Ball ist – bei Eishockey und Football tragen die Spieler Helme. Trotzdem ist es offenbar eine Frage der Veranlagung und der spezifischen Empfindlichkeit, warum der eine erkrankt und der andere nicht. Die chronisch traumatische Enzephalopathie (CTE) kommt jedoch auch bei Kickern vor. Übersetzt bedeutet der Fachbegriff so viel wie Hirnerkrankung durch dauernde Gewalteinwirkung von außen. Viel besser kann man nicht beschreiben, was passiert, wenn immer wieder ein Ball – und gelegentlich ein Ellbogen – auf den Schädel einprallt.

Man muss sich nur mal die Bilder in Zeitlupe anschauen, wie stark selbst schwere Lederbälle eingedrückt und in ihrem Volumen fast auf die Hälfte reduziert werden, wenn sie auf den Kopf eines Spielers prallen. Diese Kraft wird auf die weiche Gehirnmasse weitergegeben, die dann gegen den unnachgiebigen Schädelknochen am Hinterkopf geschleudert wird und in der Gegenbewegung auf der anderen Seite gegen den Knochen im Stirn- und Schläfenbereich prallt. Eine Analyse von Notärzten hat ergeben, dass die Beschleunigungskräfte, die auf den Kopf einwirken, bei einem mit dem Kopf bespielten Fußball ungleich größer sind als bei jenen Kopfstößen, die während des Hockeys oder beim American Football auf den Schädel einwirken.[15]

Dabei ist es kein neues Phänomen, dass Fußballer mit Gehirnschäden zu kämpfen haben. Hideraldo Luiz Bellini war Kapitän jener glorreichen brasilianischen Fußballnationalmannschaft, die 1958 in Schweden zum ersten Mal Weltmeister wurde – mit dem damals erst 17-jährigen Pelé im

Team, dessen Stern gerade aufging. Bellini litt längere Zeit an starken Ausfallerscheinungen des Gehirns und Gedächtnisverlust. Seine Familie willigte ein, dass sein Gehirn nach seinem Tod von der Neuropathologin Lea Grinberg untersucht wurde. Dabei stellte die Harvard-Medizinerin fest, dass der Starkicker nicht an Alzheimer litt, wie lange vermutet wurde. Er hatte eine durch fortwährende Gewalt von außen hervorgerufene chronisch traumatische Enzephalopathie. Bellinis Gehirn zeigte Symptome der Stufe 4, der höchsten Kategorie.

Auch Jeff Astle wurde der Fußball zum Verhängnis. Der 1942 geborene Mittelstürmer absolvierte fast 300 Spiele für West Bromwich Albion in der englischen Premier League. Obwohl er nur 1,80 Meter groß war, hatte er ein besonderes Faible für Kopfballtore, galt gar als »Kopfballungeheuer« und brachte es 1969 und 1970 sogar auf insgesamt fünf Einsätze für die englische Nationalmannschaft.

Am 19. Januar 2002 brach Astle im Haus seiner Tochter zusammen und starb wenig später. Er wurde nur neunundfünfzig Jahre alt. Als Todesursache wurden Hirnschäden vermutet, die bereits fünf Jahre zuvor aufgefallen waren. Rechtsmediziner stellten fest, dass wiederkehrende Hirntraumata verantwortlich für den Tod des Fußballers waren. Da Astle für seine Kopfballstärke berühmt gewesen und die Bälle damals aus Leder und vor allem bei Nässe erheblich schwerer waren als heute, fand diese Erklärung viel Aufmerksamkeit in den Medien. Dennoch wurde das frühe Ableben als »Tod durch Arbeitsunfall« zu den Akten gelegt. Astles Witwe gab daraufhin bekannt, gerichtliche Schritte einleiten zu wollen.

Wie schwer sich Fußballverbände damit tun, dass ihr geliebter Sport schädlich sein könnte, bewies die Reaktion des englischen Fußballverbandes, der FA: Die Funktionäre hatten nach Astles Tod angekündigt, eine zehnjährige Langzeitstudie über die gesundheitlichen Gefahren des Kopfballspiels durchzuführen, konnten aber nach zehn Jahren keine Ergebnisse vorlegen.

Die Fans von West Bromwich Albion reagierten auf ihre Weise und protestieren in der neunten Minute eines jeden Heimspiels immer wieder gegen diese Untätigkeit – Astle trug die Rückennummer Neun.

Nicht jeder kann sein Berufsleben mit Prügeleien zubringen und hinterher noch Oppositionsführer und Bürgermeister in der Ukraine werden, wie es Vitali Klitschko gelungen ist. Der hat allerdings – ähnlich wie sein Bruder Wladimir – auch wenig Schläge während seiner Karriere einstecken müssen, weil er oft so überlegen war. Etliche Boxer hatten nicht dieses Können oder Glück und leiden schon in jungen Jahren unter neurologischen Einschränkungen und erkranken früh an Demenz oder Parkinson. Aber auch in anderen Sportarten wird das Gehirn offenbar stärker beeinträchtigt, als Ärzte bisher angenommen haben.

Die Schäden, die sich Athleten beim Eishockey, Rugby, American Football und auch beim Volkssport Fußball zuziehen, sind jedenfalls nicht zu unterschätzen. Auch wenn es nicht zu einer Gehirnerschütterung kommt, sind die Folgen von Stößen und anderen Einwirkungen auf die Nervenverbindungen nachweisbar, wie Forscher kürzlich gezeigt haben.[16]

Forscher vom Dartmouth College verglichen junge Erwachsene, die Eishockey oder American Football spielten, mit ebenso vielen Athleten, die keine Kontaktsportart betrieben, sondern Leichtathletik oder Skilanglauf. Die Eishockey- und Fußballspieler trugen speziell präparierte Helme,

mit denen die Häufigkeit, Intensität und Richtung der Stöße
aufgezeichnet wurde.

Nach einer Saison zeigte sich, dass die College-Sportler,
die immer wieder Schläge auf den Kopf bekamen oder mit
ihren Gegnern zusammengeprallt waren, deutliche Veränderungen in der Hirnstruktur aufwiesen. Die als »Balken«
bezeichnete Verbindung zwischen den beiden Hirnhälften
war strukturell aufgelockert; die Nervenverknüpfung in den
Hirnbereichen Mandelkern und Hippocampus ebenfalls.
Auch in einschlägigen Tests zur Merkfähigkeit und Verbali-
sierung schnitten die Kontaktsportler nicht so gut ab wie ihre
Kollegen, die keinen Stößen während des Sports ausgesetzt
waren.

»Wer schlechtere Ergebnisse in den Kognitionstests erzielte, der wies auch größere Veränderungen in der weißen
Substanz auf«, sagt Thomas McAllister, der die Untersuchung geleitet hat. »Es gibt offenbar einen Zusammenhang
zwischen der Intensität und Häufigkeit der Stöße und dem
Ausmaß der strukturellen Veränderungen im Gehirn.«

Bei Kontaktsportlern wurde pro Saison die erstaunliche
Anzahl von durchschnittlich 500 Einwirkungen auf den
Kopf gemessen. Besonders die durch Stöße ausgelösten starken Beschleunigungen, nach denen das Gehirn in der Schä-
delkalotte jedoch gleich wieder abrupt abgebremst wird,
strapazieren im Wortsinn die Nerven. »Die Addition von
vielen kleinen Traumata ist in der Summe viel schädlicher,
als wir bisher angenommen haben«, sagt Florian Heinen,
Leiter der Neuropädiatrie am Haunerschen Kinderspital der
Universität München. »Es ist vergleichbar mit der Summie-
rung von vielen gering dosierten Röntgenaufnahmen: Man
wird den Schaden nicht mehr los.«

Heinen wählt zum Vergleich Gummiringe, wie man sie

für Einmachgläser benutzt. Ähnlich wie das Gummi sei auch das Gehirn eine flexible Substanz, die viele Bewegungen tolerieren kann. Wird es jedoch immer wieder gedehnt und gezogen, bekommt auch das Gummi kleine Löcher, wird mürbe und porös. So ähnlich müsse man sich die Langzeitfolgen ständiger Erschütterungen für die Nervenstrukturen im Gehirn vorstellen.

Heinen betont allerdings, dass es schwierig ist, aus den Befunden im Kernspin und den Ergebnissen der Gedächtnis- und Lerntests exakte Rückschlüsse auf mögliche Beeinträchtigungen im Alltag zu ziehen: »Wir sehen Veränderungen, die zu Schädigungen passen, und können insgesamt sagen: Das Gehirn ist durch die Erschütterungen empfindlicher geworden.« Andererseits gibt es etliche ehemalige Profis aus Kontaktsportarten wie Fußball, die mittlerweile führende Positionen in Bundesligavereinen bekleiden und nach landläufiger Einschätzung als kognitiv alltagstauglich gelten.

2012 hatte eine Arbeitsgruppe der Universitäten Harvard und München angehende Profifußballer mit Schwimmern verglichen und deutliche Strukturunterschiede in der weißen Substanz festgestellt.[17] Obwohl sie zuvor keine Gehirnerschütterung aufwiesen und auch keinerlei neurologische Ausfälle zeigten, war bei Fußballern die Nervenverknüpfung weniger geordnet. »Schon häufiges Fußballtraining mit zahlreichen Kopfbällen hinterlässt Spuren im Sinne von Mikrotraumen im Gehirn«, sagt Heinen. Einige Spieler der nordamerikanischen Profiliga im Eishockey und Football hatten in den vergangenen Jahren ihre Karriere frühzeitig beenden oder unterbrechen müssen, weil nach Zusammenstößen ihre Koordinationsfähigkeit und ihr Gleichgewicht stark beeinträchtigt waren.

Tod aus vollem Lauf: wenn das Herz versagt

Schwaches Herz, Überlastung, Doping – immer wieder sterben Athleten im Training oder während des Wettkampfs.
Am 3. März 2009 hatte der Leistungssport erneut ein Opfer
zu beklagen. Sebastian Faißt, Rückraumspieler des Hand-
ballbundesligisten TSV Dormagen, brach in einem Spiel der
deutschen U21-Auswahl ohne Fremdeinwirkung zusammen. Der 20-Jährige klagte noch darüber, dass er schlecht
sehen könne, dann wurde er bewusstlos. Der Mannschaftsarzt versuchte eine Stunde lang den Sportler wiederzubeleben. Vergeblich. Laut Obduktionsbericht starb der Handballer an Herzversagen.

Wenn junge Sportler, die trainiert und voller Energie zu
sein scheinen, plötzlich tot umfallen, sind öffentliche Aufmerksamkeit und Ratlosigkeit groß. Schließlich wirken sie
äußerlich kerngesund. Der häufigste Grund für ihr Leiden
wird oft nicht bemerkt, bis es zu spät ist – eine angeborene
Erkrankung lässt das Herz aussetzen. »Bei der Mehrzahl der
Fälle handelt es sich um eine ungeklärte Herzmuskelschwäche, hier wird viel übersehen«, sagt Molekularbiologe Werner Franke vom Deutschen Krebsforschungszentrum
(DKFZ) in Heidelberg. »Aber Dopingfolgen kann man leider auch nicht ausschließen.«

Ein unerkannter Herzschaden war wohl auch der Grund
für das tragische Ende des portugiesischen Meisterschafts-
spiels zwischen Vitoria Guimarães und Benfica Lissabon am
25. Januar 2004. Kurz vor Schluss stand es 1:0 für Lissabon.
Miklós Fehér, ungarischer Fußballnationalspieler in Diensten Lissabons, hatte gerade eine Gelbe Karte kassiert, wegen
Spielverzögerung. Er lachte, als er verwarnt wurde. Kurz
darauf brach der 24-Jährige mit Herz-Kreislauf-Stillstand

auf dem Spielfeld zusammen. Obwohl sofort Ärzte zur Stelle waren und mit einem Defibrillator versuchten, den Herzrhythmus Fehérs in geordnete Bahnen zu lenken, starb der Fußballer im Stadion.

Eine Auswertung des Kardiologen Hans-Joachim Trappe von der Ruhr-Universität Bochum hat gezeigt, dass in 30 Prozent der Fälle das Herz aufgrund angeborener Verdickungen der Herzmuskulatur schlappmacht. »70 Prozent dieser Fälle kann man im EKG erkennen, den Rest im Ultraschall«, sagt Martin Halle, Chef der Sportmedizin an der TU München. Der Kardiologe wählt für den Vergleich zwischen gesundem und krankem Herzmuskel die Fleischtheke: »Beim Filet sind die Fasern wohlgeordnet, bei der Frikadelle hingegen geknäult«, sagt Halle. »Beim verdickten Herzmuskel sind die Fasern ähnlich ungeordnet, so dass es viel eher zu Rhythmusstörungen kommt.«

Auch bei Marc-Vivien Foé lautete das Ergebnis der Autopsie hypertrophe Kardiomyopathie – krankhaft verdickter Herzmuskel. Der Nationalspieler Kameruns war am 26. Juni 2003 in Lyon gestorben. Kamerun führte im Confederations Cup 1:0 gegen Kolumbien. In der 72. Minute war Foé in die Abwehr zurückgelaufen. Dann fiel er plötzlich um. Als die Sanitäter ihn auf einer Trage abtransportierten, rutschte immer wieder sein linker Arm hinunter. Alle Versuche, den Spieler wiederzubeleben, scheiterten.

Ein anderer Grund für den Tod in der Arena ist die erblich bedingte Verengung der Herzkranzgefäße, die 15 Prozent der Fälle ausmacht. Weitere 10 Prozent der Herzversagen im Sport entstehen durch Rhythmusstörungen, weil ein harter Gegenstand – ein Ball oder Hockey-Puck – mit Wucht auf den Brustkorb prallt. Entzündliche Erkrankungen des Herzens und der Herzklappen sind für 5 Prozent der Todesfälle unter jungen Sportlern verantwortlich. »Die können auf verschleppte Infekte zurückgehen, das ist aber seltener, als man denkt«, so Halle. Besonders Viruserkrankungen können lebensbedrohliche Herzmuskelentzündungen auslösen.

Werden Sportler »fit gespritzt«, ist das gefährlich: Auch wenn Schmerzen medikamentös gedämpft werden und das Fieber gesenkt wird, bleibt das Herz anfällig. Tückisch an einer Herzmuskelentzündung ist, dass die Symptome so harmlos sind – man fühlt sich zunächst nur abgeschlagen und erschöpft. Sterben Sportler hingegen jenseits der fünfunddreißig am Herztod, ist das fast immer auf eine frühzeitige Verengung der Kranzgefäße zurückzuführen – bedingt durch die Risikofaktoren Rauchen und Bluthochdruck.

Obwohl die Mehrzahl der Herzfehler von Ärzten erkannt werden könnte, gibt es in wenigen Ländern systematische Untersuchungen. Italien ist in dieser Hinsicht vorbildlich, das Land hat 1982 ein verpflichtendes Programm eingeführt, bei dem alle Athleten, die an Wettkämpfen teilnehmen, auf Herz und Niere untersucht werden. Eine Analyse hat 2006 gezeigt, dass die Häufigkeit des plötzlichen Herztodes seit Beginn des Screenings um 89 Prozent unter Sportlern unter fünfunddreißig Jahren zurückgegangen ist.[18] Kamen 1980 statistisch gesehen 3,6 von 100 000 Sportlern in Italien durch Herzstillstand ums Leben, waren es 2004 noch 0,4 von 100 000 – und damit halb so viele wie in der gleichaltrigen Bevölkerung, die weder Sport trieb noch medizinisch untersucht wurde.

Sportler haben ein höheres Risiko als Nichtsportler, früh an unerkannten Herzleiden zu sterben. Das hängt damit zusammen, dass mehrere Gen-Defekte das Herz anfälliger machen. Bei einer Form der Herzmuskelerweiterung sind die Verbindungsstellen zwischen den Herzzellen weniger be-

lastbar. Bei stärkeren Anstrengungen leiert die Herzmuskulatur leicht aus, so dass Pumpversagen und Rhythmusstörungen die Folge sein können. Forscher um Ludwig Thierfelder
vom Max-Delbrück-Centrum für Molekulare Medizin und
auch das Team von Werner Franke haben mehrere dieser
Gene identifiziert.

Schon vor sechs, sieben Jahren stellten Ärzte aus Italien
und Harvard einen Test für die häufigste Form erblich be-
dingter Herzmuskelschwäche vor.[19] »Entsprechende Tests
sollte man international vereinheitlichen oder wenigstens eu-
ropaweit verbindlich machen«, sagt Franke. Führende Forscher haben einen Leitfaden erstellt, wie die Ursache plötz-
licher Todesfälle während der Obduktion genauer erforscht
werden kann.[20]

Etliche Medikamente, die Sportler einnehmen, können
das Herz ebenfalls schädigen – darunter manche Antibiotika
und Anti-Virenmittel. Natürlich könnte auch Doping für
Tote im Sport verantwortlich sein, »aber wie groß der Einfluss ist, weiß keiner genau«, sagt Martin Halle.

Das in der Doping-Szene bekannt gewordene Erythro-
poietin (Epo) erhöht die Menge roter Blutkörperchen und
verdickt das Blut. Dies kann zu Thrombosen in den Kranz-
gefäßen und einer Mangeldurchblutung des Herzmuskels
führen.

»Mich ärgert, dass im Radsport verschwiegen wird, dass
sich um 1990 und um 2000 die Todesfälle häuften«, sagt
Franke. Um 1990 setzte sich Epo in der Radfahrer-Szene
durch. Von 2000 an konnte Epo besser nachgewiesen werden,
und einige Fahrer stiegen auf die mindestens so gefährliche
Praktik um, sich Eigenblut zu spritzen. »In keinem Fall
wurde das adäquat aufgearbeitet«, sagt Franke. Die Diagnose
Kardiomyopathie im Nachhinein – die auch bei dem Leicht-

athleten René Herms gestellt wurde – »kommt oft aus dem hohlen Bauch«, bemängelt der Doping-Experte. 800-Meter-Läufer Herms war am 9. Januar 2009 tot in seiner Wohnung aufgefunden worden. Am 19. Februar 2009 starb die polnische Hammerwurf-Olympiasiegerin Kamila Skolimowska im Trainingslager, Todesursache ungewiss.

Vom plötzlichen Herztod sind nicht nur Profiathleten bedroht. Freizeitsportler sollten argwöhnisch werden, wenn sie über plötzliche Luftnot und Brustschmerzen während Belastung klagen oder ihnen schwindelig wird. Steigt der Puls in Ruhe grundlos an, sollte ebenfalls der Arzt aufgesucht werden. Manche Sportler bringen sich auch während des Wettkampfs in Gefahr.

Zwar ist es gefährlich, während Ausdauerleistungen in großer Hitze zu wenig zu trinken. Untersuchungen während des Boston-Marathons ergaben jedoch, dass viele Sportler zu viel getrunken hatten und überwässert waren. Der Überschuss an Flüssigkeit brachte die Konzentration von Elektrolyten wie Kalium, Kalzium und Natrium im Blut durcheinander. Dies führte bei einigen Athleten zu Herzrhythmusstörungen, andere bekamen Bewusstseinstrübungen und waren der Ohnmacht nahe.

»Es gibt Extremisten, die trinken vor einem Marathon nichts, weil sei dann leichter sind und meinen, schneller laufen zu können«, sagt der Tübinger Sportmediziner Andreas Nieß. »Das ist ebenso gefährlich, wie zu viel zu trinken. In Boston gab es Freizeitsportler, die waren nach dem Lauf schwerer als vorher, das hat mich umgehauen.« Overdrinking, wie Sportärzte dieses Phänomen nennen, ist eine reale Gesundheitsgefahr. Mit Slogans wie »Trinken, bevor der Durst kommt« wird dieses Verhalten noch unterstützt. In Boston hätte damals nach jeder absolvierten Meile ein langer

Tisch mit Getränken an der Strecke gestanden – definitiv zu viel des Guten.

Gründliche Untersuchungen vor intensiver sportlicher Tätigkeit empfehlen deshalb alle Ärzte. Doch gerade die Risiken der Profis werden nicht immer erkannt. »Kommt ein Superathlet in eine Praxis, die nicht für Sportmedizin spezialisiert ist, wird oft nur gestaunt, wie viel der auf dem Ergometer-Rad leistet«, sagt Martin Halle. »Ist dann das EKG etwas auffällig, heißt es oft: Der ist so fit, der wird schon nichts Ernstes haben.«

Unter Geiern: Schmerzmittel bis zum Organversagen

> »Kompliment an meine Mannschaft und meinen Dank
> an die Mediziner. Sie haben Unmenschliches geleistet.«
> *Berti Vogts*

Manchen Ärzten sollte man die Zulassung entziehen. Im Extremfall reicht die Begründung, dass sie sind, wie sie sind, und man sie keinesfalls auf die Menschheit loslassen sollte. Ihnen möge berufliche Unterkunft in Sparten mit wenig Publikumsverkehr gewährt werden, etwa bei Leuchtturmwärtern oder Glöcknern, obwohl es reizende Exemplare gibt, die diese Professionen ausüben. Ein Menschenfeind zu sein ist allerdings nicht spezifisch ärztlich. Das gibt es auch in anderen Berufen, in denen traditionell Umgang mit Menschen zu erwarten ist, so bei manchen Lehrern, ICE-Schaffnern, Pförtnern und Zahnärzten.

Dann gibt es noch jene Ärzte, die sich formal zwar zu den Ärzten zählen dürfen, deren Tätigkeiten aber eher dem Maschinenbau entlehnt sind. Zur Erinnerung: Ärzte sollen

Kranke gesund machen und, wenn das nicht geht, wenigstens Leiden lindern. Dazu brauchen sie manchmal Medikamente, gelegentlich ist auch eine Operation unumgänglich. Vor allem aber benötigen Patienten Zeit und Zuspruch. Dann kann heilen und zusammenwachsen, was zusammengehört. Der Arzt ist im Optimalfall ein nützlicher Begleiter des Genesungsprozesses.

Wenn Ärzte ihren Patienten – im Zweifel gegen Interessen des Umfelds – die Zeit lassen sollten, die sie brauchen, um gesund zu werden, was sind dann manche Sportärzte? Kann man sie wirklich noch als Ärzte bezeichnen? Sie befinden sich in einem Dilemma, zugegeben. Betreuen sie Spitzensportler, erwartet der Verein oder der Verband oft, dass kranke Athleten schnell wieder antreten können und fit gespritzt werden, wie das so blöd heißt. Als ob man fit wäre, wenn man mit Schmerzmitteln so voll ist, dass man eine Weile keine Schmerzen spürt, aber auch sonst kaum noch etwas mitbekommt.

Jeder, der sich mal krank, aber medikamentös präpariert zur Arbeit geschleppt hat, weiß, dass er nicht gesund war, sondern nur mit Mühe den Tag überstanden hat. Manchmal, um anschließend nur noch länger krank zu sein. Und manchmal bleiben die Schäden sogar auf Dauer bestehen.

Für manche Sportmediziner besteht ein Ziel darin, dass der Sportler nicht lange ausfällt. Schmerzmittel wie Diclofenac sind in den Bundesligen verbreitet. Der Handballer Stefan Kretzschmar nahm angeblich regelmäßig Diclofenac gegen Kniebeschwerden. Über Jermaine Jones von Eintracht Frankfurt, Ivan Klasnic und viele andere Kicker wird berichtet, dass sie vor vielen Spielen die Tabletten schluckten. Die Nieren von Klasnic versagten, er hat 2007 ein neues Organ übertragen bekommen. Ein häufiger Grund für Nierenversagen ist langjähriger Schmerzmittelgebrauch. Bis zu ein Drittel der Patienten, die chronisch an die Dialyse müssen oder ein neues Organ transplantiert bekommen müssen, haben zu viele Schmerzmittel genommen.

Geier vertragen diese Schmerzmittel nicht gut. In Indien sind mehrere Arten des Aasfressers vom Aussterben bedroht, weil auf dortigen Rinderfarmen tonnenweise Diclofenac verfüttert wird. Für die Geier ist das Mittel tödlich, das sie mit dem Fleisch der verendeten Tiere aufnehmen. Für einige Fußballer und Sportmediziner ist das offenbar unerheblich. Sie konsumieren und verschreiben es weiter. Der Ball muss rollen, der nächste Sieg eingefahren werden.

7
Ernährungswahnsinn

»Der Alain Sutter muss nur mal ab und zu auf sein Müsli verzichten
und sich einen ordentlichen Schweinebraten einverleiben.«
Uli Hoeneß

»Wie man aussieht, wenn man zu viel Schweinebraten isst,
sieht man ja an Herrn Hoeneß.«
Alain Sutter, ehemaliger Bundesligaprofi und
Schweizer Nationalspieler

Als Profifußballer hat man manchmal ungeahnte Probleme: »Alarmstufe Braun bei den Bullen! Ausgerechnet die Nusscreme ist alle …«, schrieb die *Bild-Zeitung* voll mitleidigem Entsetzen am 23. Januar 2016. Zum Trainingslager in die Türkei hatte der damalige Zweitligist RB Leipzig, der inzwischen in die Bundesliga aufgestiegen ist, »fünf Kilo des auf gesund gestylten Nutella-Ersatzes Bachella (besteht unter anderem aus Haselnüssen, Raps- und Chiaöl)« mitgenommen. Der Vorratstopf war allerdings schon nach fünf Tagen leer, Nachschub nicht in Sicht.

Abwehrspieler Willy Orban verriet der Fachzeitung: »Die Nusscreme ist der Renner am Frühstücks-Buffet.« Die Leistungen des Küchenchefs und seines Teams seien jedoch auch ohne weitere Nusscreme bemerkenswert. »Was er macht, ist einfach nur lecker«, so der Verteidiger weiter. Allerdings darf der Koch nicht alle Zutaten verwenden, die eine abwechslungsreiche Küche bietet. Nach Vorgabe des akribischen Trainers Ralf Rangnick müsse er für die Menüs der Spieler »auf Zucker und weitestgehend auch auf Kohlenhydrate verzichten«. Brot und Spaghetti würden glutenfrei hergestellt. Rangnick selbst wird von der *Bild* mit der Aussage zitiert: »Das ist ein weiterer wichtiger und leistungsfördernder Baustein!«

Spezialdiäten

Seltsame Diäten stehen nicht nur für die Kicker von Leipzig auf dem Speiseplan. Auch bei Borussia Dortmund erfreut sich die Low-Carb-Mode einer gewissen Popularität: Der bereits erheblich ausgedünnte Profitrainer Thomas Tuchel wird als Anhänger dieser Ernährungsform beschrieben, in der wenige Kohlenhydrate enthalten sind. Der Kommunikationsdirektor von Borussia Dortmund betont dennoch: »Bei uns gibt es mehrmals am Tag frische Sportlernahrung. Unter anderem Fleisch, Fisch, Salat. Und dazu gehören selbstverständlich und täglich (!) klassische kohlenhydratreiche Träger wie Kartoffeln, Reis oder auch Nudeln.«

Trainer und erst recht die Bundesliga-Profis sind Vorbilder für viele Kinder und Jugendliche. Mit einseitigen Diäten, die keinen gesundheitlichen Nutzen haben, würden sie nicht nur sich, sondern auch ihren Nachahmern schaden – die im Unterschied zu den Profis aber nicht ständig einen Arzt an ihrer Seite haben, der sie auf mögliche Mangelerscheinungen hin untersucht.

»Low-Carb-Diäten sind heikel – aus sportmedizinischer Sicht ist das überhaupt nicht zu empfehlen«, sagt Andreas Nieß. »Die Gewichtsreduktion mag am Anfang funktionieren, aber bei hoher Leistung bringt das nichts. Es gibt viele

Hinweise aus der Fachliteratur, dass es dadurch zu einem Leistungsknick kommt und das Verletzungsrisiko aufgrund der geschwächten Muskulatur sogar steigt.«

Sportmediziner und Internist Nieß hat sich ausführlich mit Ernährungsformen und dem Umgang mit Ergänzungsmitteln im Sport beschäftigt. Einzelne Athleten wie der Marathonläufer Arne Gabius oder gar Sportvereine propagieren beispielsweise die Low-Carb-Diät – und finden unter ihren Anhängern Nachahmer, obwohl Sportärzte gerade Athleten vor dieser Ernährungsform warnen.[1] »Ich habe die gesamte Vorbereitung über in der Low-Carb-Phase trainiert, mit der ich den Fettstoffwechsel trainiere«, verriet Gabius der *Frankfurter Rundschau* im Oktober 2015. Auch im Jugendbereich verordnen manche Trainer ihren Schützlingen derartige Extremkuren oder machen ihnen Vorschriften, was sie besser essen und was sie bleibenlassen sollten.

In einer Untersuchung Heidelberger Wissenschaftler zeigte sich, dass von 1138 Leistungssportlern im Alter zwischen vierzehn und achtzehn Jahren erstaunliche 91,1 Prozent in den zurückliegenden vier Wochen Nahrungsergänzungsmittel zu sich genommen hatten.[2] In einigen Sportarten kam die Aufforderung zur Einnahme vom Verband selbst. Es ging dabei nicht nur um Magnesium-Präparate, sondern auch um potenziell schädliche Substanzen zum Muskelaufbau. »Wenn neun von zehn jugendlichen Sportlern fragwürdige Ergänzungspräparate nehmen, ist dringend Aufklärung nötig«, fordern die Autoren. »Denn die Informationen über die Mittel kommen von den Trainern, besorgt werden sie aber von den Eltern.«

»Leider tummeln sich in der Ernährungsberatung viele Scharlatane«, sagt Nieß. »Für den Nutzen einer Low-Carb-Diät im Sport gibt es beispielsweise keine seriösen Belege. Bei der eng getakteten intensiven Belastung ist das nicht gut, sich absichtlich in einen kohlenhydratarmen Zustand zu versetzen. Man verbrennt bei Bewegung ja gerade besonders viele Kohlenhydrate und schwächt sich damit nur selbst. Auch Vitaminpräparate und Nahrungsergänzungsmittel sind nicht zu empfehlen – im Gegenteil.«

Profinahrung: selbst verschuldeter Mangel

Noch in den 1980er Jahren bestand eine typische Sportler-Ernährung aus Schnitzel, Beilagen und Salat. Inzwischen geht es offenbar vielen Menschen darum, dass immer weniger von allem in der Ernährung enthalten ist: laktosefrei, glutenfrei, Low-Carb, Low-Fat, Low-Protein – irgendwann ist vermutlich gar nichts mehr im Essen drin. Sportler nehmen dabei eine unrühmliche Vorreiterrolle ein. Sie verzichten auf manche Lebensmittel ganz und führen sich stattdessen ungesunde Pulver und Ergänzungsmittel zu in der Hoffnung, ihre Leistung auf diese Weise zu steigern.

Unter Sportlern ist die kohlenhydratarme Kost zur vermeintlichen Steigerung des Trainingseffekts ein gutes Beispiel, wie trotz nur marginaler Evidenz für einen Nutzen und gleichzeitiger Ausblendung möglicher Schäden ein Konzept propagiert wird, das nicht ohne Risiko ist. »Unsere Beobachtungen in der Klinik zeigen, dass solche diätetischen Maßnahmen zugenommen haben und wir tatsächlich negative Effekte beobachten«, sagt Andreas Nieß. »Kritisch zu sehen ist dies, weil das Risiko für Mangelerscheinungen besteht.«

Die jungen Sportler setzen sich selbst unter Druck, Gewicht zu verlieren, und werden von Trainern häufig in diesem Bestreben unterstützt. Konzentrieren sich die Kinder zu früh auf eine einzige Sportart und intensivieren das Training, ist die Gefahr besonders groß. Wissenschaftler haben mittlerweile den Fachbegriff des »Relativen Energiemangels im Sport« (RED-S) für dieses vergleichsweise neue Phänomen geprägt. Früher wurde bereits die »Female Athlete Triad« beschrieben – auf diese Weise wurden abgemagerte Sportlerinnen charakterisiert, die an einer Essstörung litten, ihre Monatsblutung nicht mehr bekamen und eine verminderte Knochendichte bis zur Osteoporose aufwiesen. Da aber auch zunehmend Männer und Jugendliche vom selbst herbeigeführten Energiemangel betroffen sind und der Symptomkomplex mehr als nur eine Triade darstellt, wurde die Begrifflichkeit geändert.[3]

Besonders erstaunlich ist die Häufigkeit des Relativen Energiemangels unter Sportlern. Unter erwachsenen Athletinnen sind 20 Prozent betroffen – allerdings sind es bereits 13 Prozent bei den weiblichen Jugendlichen. Männer leiden zu 8 Prozent daran und immerhin 3 Prozent der männlichen Jugendlichen. Der Übergang vom gesunden Freizeitsportler zum Mangelathleten ist fließend. Im Extremfall sind nicht nur Gewicht, Knochendichte und weiblicher Zyklus beeinträchtigt, sondern es drohen auch eine eingeschränkte Immunabwehr, Stoffwechselstörungen, Herz-Kreislauf-Schäden und andere Leiden.

Vitaminpräparate und andere Nahrungszusätze

Frage im *Kicker*-Interview: »Woran glauben Sie?«
»An die fünf lebenswichtigen Bausteine in Nutella.«
Horst Heldt, ehemaliger Fußballprofi, heute Sportmanager

Glaube und Weltanschauung beeinflussen stärker als jeder wissenschaftliche Beweis, was die Menschen zu sich nehmen. Besonders populär sind Nahrungsergänzungsmittel. Die Werbung für die mit Vitaminen, Mineralstoffen oder Spurenelementen angereicherten Produkte verspricht wahre Wunderdinge. Gleichzeitig bieten die Präparate Entlastung fürs schlechte Gewissen nach Diätsünden.

In Obst und Gemüse sind Vitamine gesund, als Zusatzpräparate schaden sie eher. Doch diese Unterscheidung ist den meisten Menschen egal. »Vitamine sind der Inbegriff der Gesundheit«, hat der 2009 verstorbene Ernährungswissenschaftler Volker Pudel von der Universität Göttingen schon früh erkannt. »Die Leute glauben, dass durch Vitaminzusätze aus ungesunden Lebensmitteln gesunde werden.«

Ein Irrglaube. Was in Obst und Gemüse gesund ist, hilft als Pulver oder Kapsel nicht. Immer mehr Untersuchungen zeigen, dass die vermeintlich gesunden Pülverchen sogar schaden und die Lebenserwartung verkürzen können. Schon in den 1990er Jahren habe sich die schädliche Wirkung der Vitaminzusätze angedeutet, jetzt zeigt sie sich immer deutlicher.

Trotzdem ist die Vermutung, den Körper mit Pulvern und Pillen zu noch mehr Leistung bringen zu können, verbreitet. Vitamine und Ergänzungsmittel gelten als besonders effizienter Treibstoff, der noch ein paar zusätzliche Prozente aktiviert. »Was die Großen vormachen, wird im Jugendbereich nachgemacht«, sagt Sportmediziner Andreas Nieß. »Wir wissen aus der Betreuung von 12- bis 18-jährigen Jugendlichen, dass bei vielen von ihnen Nahrungsergänzungsmittel eine große Rolle spielen.«

Leiden an der Überdosis

Vitamine können bei Überdosierung Beschwerden auslösen, manchmal sind die Nebenwirkungen erheblich. Die Deutsche Gesellschaft für Ernährung (DGE) gibt seit Jahren Höchstgrenzen für Vitamine an. Die Verbraucherzentrale Bayern warnte schon 2004: »Zu viele Vitamine schaden der Gesundheit.« Mehrere Studien zeigen, dass die Vitamine A, E, C und Beta-Carotin, wenn sie in Nahrungsergänzungsmitteln aufgenommen werden, Nebenwirkungen auslösen und der Gesundheit schaden.

Beta-Carotin, eine Vorstufe von Vitamin A, erhöht bei Rauchern das Krebsrisiko.[4] Zu viel Vitamin A kann zu Gelbsucht führen, zu viel Vitamin B6 zu Nervenstörungen. Vitamin C im Überfluss begünstigt Nierensteine und Durchfall. Zu viel Vitamin D schwächt die Muskeln und lässt innere Organe verkalken. Eine regelmäßige Überdosis Vitamin E hemmt die Blutgerinnung. Eine internationale Übersichtsstudie hat 2008 sogar ergeben, dass die Vitaminpräparate Beta-Carotin, Vitamin A und E nicht nur nichts nützen, sondern das Leben verkürzen können.

Trotzdem gelten Vitaminzusätze als gesund und unbedenklich. Ihnen wird nachgesagt, dass sie vom schweren Krebsleiden bis zur banalen Erkältung fast jede Krankheit verhindern können. Keine andere Substanzgruppe verfügt über ein ähnlich positives Image – irgendwo zwischen Allheilmittel und Jungbrunnen. In jüngster Zeit mehren sich allerdings Hinweise, dass Nahrungsergänzungsmittel nicht gesund sind, sondern eher schaden als nutzen. Forscher vom Cochrane-Zentrum Kopenhagen kamen in großen Übersichtsstudien sogar zu dem Ergebnis, dass Vitaminzusätze die Sterblichkeit erhöhen und keineswegs vor Krebs schützen.[5]

Die Cochrane-Forscher, die für methodische Genauigkeit bekannt sind, hatten für ihre Meta-Analyse Daten von mehr als 230 000 Teilnehmern untersucht. Die Probanden bekamen entweder ein Scheinmedikament oder antioxidatives Beta-Carotin, Vitamin A, Vitamin C, Vitamin E und Selen. Während in der Placebo-Gruppe 10,5 Prozent der Teilnehmer starben, kamen 13,1 Prozent der Probanden, die Vitaminzusätze nahmen, ums Leben. Die Forscher unterteilten ihre Analyse in Studien an gesunden und kranken Teilnehmern. In beiden Gruppen waren Vitaminzusätze eher schädlich als nützlich.

»Regulierungsbehörden sollten sich endlich trauen, die Vitamin-Industrie stärker zu kontrollieren – ohne abhängig von ihr zu sein«, sagt Christian Gluud, der die Studie geleitet hat. »Hier ist die Politik gefragt.« Um Nahrungsergänzungsmittel zu verkaufen, muss nicht ein Hauch von Nutzen nachgewiesen, sondern nur der hygienische Standard eingehalten werden.

Schon zuvor hatte das dänische Autorenteam einen Extrakt der Daten publiziert.[6] Seinerzeit gab es einen empörten Aufschrei von Vitamingläubigen, Herstellern und industrienahen Forschern. Sie zweifelten die Studie an. »Auch nach gründlicher Überarbeitung dieser zusammenfassenden Studie zeigt sich, dass Vitaminzusätze im Mittel eher schaden als nutzen«, sagt Gerd Antes, der das deutsche Cochrane-Zentrum in Freiburg leitet.»Die Kritik hat nichts an dieser Aussage geändert.«

Dabei sind die möglichen Schäden wohlbekannt, die zu viele Vitamine in Pulverform auslösen können. Ärzte haben dafür den Begriff Hypervitaminose geprägt, Verbraucherzentralen und Ernährungsexperten sprechen Warnungen aus. Es entspricht längst dem Forschungsstand, dass die verschiedenen Schädigungen lebensverkürzend wirken können.»Wir wissen nicht, wie viele industrienahe Studien nicht veröffentlicht werden, weil kein Nutzen herausgekommen ist«, sagt der Krebsforscher Holger Schünemann. Würde das zutreffen, wären die Warnungen sogar noch untertrieben.

Und warnen müssen die Forscher. Nach zurückhaltenden Erhebungen nehmen ein Viertel der Erwachsenen und fast so viele Kinder in Deutschland Vitaminpräparate oder andere Nahrungsergänzungsmittel ein. In den Industrienationen schlucken nach dezenten Schätzungen 10 bis 20 Prozent der Bevölkerung regelmäßig Vitaminpräparate, das sind 100 bis 200 Millionen Menschen.

Genauere Zahlen gibt es nicht, denn Vitamine aus der Packung sind fast immer frei verkäuflich und nicht apothekenpflichtig. Das heißt, die Anbieter müssen weder nachweisen, dass die Präparate wirken, noch müssen sie schwere Nebenwirkungen ausschließen, bevor die Mittel auf den Markt kommen. Gesetzgeber und Arzneimittelbehörden behandeln sie nach dem Motto: Nutzen nichts, schaden aber auch nichts.»Alles ist reglementiert in Deutschland, aber um die Ernährung kümmern sich die Behörden kaum«, sagt Ulrich Oltersdorf, der lange in der Bundesforschungsanstalt für Ernährung in Karlsruhe tätig war.

Verkaufsschlager ist das Vitamin C. 140 Millionen Euro werden jährlich damit umgesetzt – kein anderes Einzelvit-

amin ist so populär. Es steht gleichsam stellvertretend für alle
Vitamine, und der Inbegriff für den Vitaminspender ist die
Zitrone. »Sagen Sie den Leuten mal, sie sollen Vollkornbrot
essen, um Vitamine aufzunehmen. Das wäre sinnvoll, aber
alle fragen dann: Wieso?«, hatte Ernährungsexperte Volker
Pudel den irrationalen Umgang mit Vitaminen charakterisiert.

Das Problem liegt in Deutschland vor allem bei der Erwartungshaltung der Verbraucher. Die Leute wollen ihr
Verhalten nicht ändern und weiter Pommes frites und
Schwarzwälder Kirschtorte essen. Die Vitaminpille dient ihnen als nachträgliches Alibi. Allerhand Wunderdinge dürfen
den Pulvern, Pillen und Säften ungeprüft nachgesagt werden. Glaubt man der Werbung, halten die Zusatzpräparate
die Arterien elastisch und schützen vor Verkalkung, verhindern Krebs und stärken die geistige Leistungskraft. Zusätzlich helfen Vitamine aus der Dose angeblich gegen Ermat-
tung, bauen das Immunsystem auf und wehren so Infektionen ab. Zudem, so die Annahme, verleihen sie Spannkraft
und Vitalität – das suggeriert ja schon der Name, der sich aus
»Vita«, Leben, und »Amin«, Eiweißstoff, zusammensetzt.
Ein Jungbrunnen in der Brausetablette? Das Gegenteil ist
der Fall.

Zusatzpräparate: verkrampft und ermattet
statt voller Energie

Mittlerweile haben Wissenschaftler zeigen können, dass Vitamine und Nahrungsergänzungsmittel keine Allheilmittel
sind, sondern eher das Gegenteil und erst recht im Sport. Vitaminzusätze schaden mehr, als dass sie nutzen. Während

oder vor dem Sport blockieren die Pulver und Tabletten sogar Anpassungsprozesse in Muskulatur und Stoffwechsel und machen andere gesundheitsförderliche Aspekte der Bewegung zunichte. Statt den Körper zu stärken und seine Fähigkeiten zu steigern, ermüden die Muskeln schneller, die Leistung sinkt.

Besonders sogenannten Antioxidanzien werden geradezu mythische Kräfte zugeschrieben. Sie stärken angeblich das Immunsystem und die Leistungskraft und verhindern zudem, dass schädliche freie Radikale die Gefäßwände und andere Strukturen im Organismus schädigen. Bewiesen werden konnte das bisher nicht. Vielmehr zeigen sich immer stärker die negativen Einflüsse auf den Körper, wenn mit Nahrungszusätzen nachgeholfen wird. Besonders absurd: Gerade jene positiven Auswirkungen auf die Gesundheit, die sportliche Betätigung zu bewirken vermag, werden durch Antioxidanzien offenbar gehemmt.

So kann Sport dazu beitragen, das Diabetes-Risiko zu senken. Die Empfindlichkeit der Zellen für das Blutzuckerhormon Insulin wird erhöht, der Blutzuckerspiegel gesenkt und eine Zuckerkrankheit dadurch weniger wahrscheinlich. Zudem hält regelmäßige Bewegung die Gefäßinnenhaut und in der Folge auch die Gefäßwände elastischer, was Krankheiten wie Herzinfarkt oder Schlaganfall vorbeugt. Doch gerade diese erfreulichen Effekte werden durch Einnahme von Nahrungszusätzen behindert. »Wer unter Antioxidanzien trainiert, bringt sich um viele günstige Auswirkungen des Sports auf den Körper«, sagt Chefarzt Andreas Nieß. »Der Schutz vor Diabetes und die Verbesserung der Endothelfunktion werden beispielsweise wieder gehemmt.«

Wissenschaftler aus Jena, Leipzig und Harvard haben gezeigt, wie antioxidative Nahrungssupplemente die positiven

Wirkungen auf den Zuckerstoffwechsel und die Geschmei-
digkeit der Gefäßwand hemmen.[7] Durch sportliche Betätigung wird eine Reihe sogenannter Signalmoleküle vermehrt
ausgeschüttet, die dazu beitragen, dass sich die Muskulatur
an die starke Belastung anpasst und nicht sofort mit Krampf
und Schmerz reagiert. Auch dieser Effekt wird durch antioxidative Ergänzungsmittel abgeschwächt, wie spanische
Wissenschaftler gezeigt haben.[8]

»Man sollte Sportlern keine antioxidativen Ergänzungsmittel empfehlen«, sagt Mari Carmen Gomez-Cabrera, die
Leiterin der Untersuchung von der Universität Valencia.
»Stattdessen sollte man – wie wir das vorgeschlagen haben –
den Sport selbst als Antioxidans ansehen, denn durch das
Training wird der Körper zur Produktion der klassischen
antioxidativen Enzyme wie Superoxid-Dismutase und Glu-
tathion-Peroxidase angeregt. Es ist – ganz allgemein gesprochen – sicher keine gute Idee, die Konzentration der körpereigenen Antioxidanzien zu senken, indem man künstliche
von außen zuführt. Die Reparatur- und Aufbausysteme, die
der Organismus selbst bereithält, werden auf diese Weise
empfindlich geschwächt. Statt eines Nutzens haben die Mittel eher Nachteile.

Denn auch das Immunsystem stärken die Vitaminzusätze
nicht. Wichtige Abwehrzellen sowie Botenstoffe, die eine
Entzündung bekämpfen, werden besonders durch Zufuhr
von künstlichen Vitaminzusätzen wie Vitamin E oder Beta-Carotin in ihrer Funktion gestört. Anstatt die Abwehr gegen Viren, Bakterien und Co. zu stärken, schwächen diese
Stoffe die körpereigenen Schutzmechanismen sogar noch –
je höher die Dosis der Ergänzungsmittel, desto ausgeprägter
ist dieser Effekt.[9] Bei Triathleten wurde beobachtet, dass die
Einnahme von Vitamin-E-Präparaten in den zwei Monaten

vor der Triathlon-Weltmeisterschaft auf Hawaii sogar die Entzündungsneigung förderte, anstatt vor Infektionen zu schützen.[10]

Der Popularität der bunten Pillen, Säfte und Pülverchen tut das allerdings keinen Abbruch. In den westlichen Ländern konsumieren nach zurückhaltenden Erhebungen und Schätzungen zwischen 20 und 30 Prozent der Erwachsenen Vitaminzusätze und andere Nahrungsergänzungsmittel. Unter jugendlichen Sportlern (wie auch unter älteren Athleten) ist der Anteil derer, die solche Präparate nehmen, sogar deutlich höher.[11]

Dabei ist die Aussage von Sportmedizinern eindeutig: »So sollte doch die Möglichkeit gesundheitlicher Risiken durch hoch dosierte Antioxidanziengaben auch beim Sportler nicht ignoriert werden. Von Antioxidanzien in höheren Dosen ist abzuraten«, schreibt Andreas Nieß in einem Fachartikel.[12] »Es kann davon ausgegangen werden, dass bei Deckung des Energiebedarfs mit einer abwechslungsreichen, gemüse- und obstreichen Mischkost eine ausreichende Nährstoffdichte und damit suffiziente Versorgung mit Antioxidanzien beim Sportler gewährleistet ist.« Werden die Mittel trotzdem konsumiert, sind hingegen »kontraproduktive Effekte und gesundheitliche Risiken nicht auszuschließen«.

Gefährliche Rationierung:
Der Körper braucht regelmäßig Flüssigkeit

Es war ein ziemlich heißer Sommertag, mindestens 28 Grad. Wir waren gerannt und keuchten, hatten rote Gesichter, geschwitzt hatten wir sowieso. Das Spiel verlief knapp und wogte hin und her, keine Mannschaft konnte sich entscheidend absetzen. Dann endlich, der Halbzeitpfiff. Wir kamen am Spielfeldrand zusammen, und der Trainer gab uns Anweisungen für die zweite Hälfte.

Einige meiner Mitspieler nahmen ihre Trinkflaschen, die sie am Rand deponiert hatten, und setzten sie an. »Aber nicht trinken, nur spülen«, herrschte sie der Trainer an. »Sonst könnt ihr gleich nicht mehr laufen.« Die meisten Spieler gehorchten der Anweisung. Sie nahmen ein, zwei Schluck Wasser, spülten sich damit den Mund aus, manche gurgelten sogar – und spuckten es dann wieder auf den Rasen. Ich verstand das nicht und trank heimlich ein paar Schluck. Wir waren viel gerannt, wir hatten geschwitzt und eine Menge Flüssigkeit verloren, das sah man uns doch an. Wieso sollten wir unserem Körper diese Flüssigkeit nicht gleich wieder zuführen? Es ging ja nicht darum, zwei Liter in sich hineinzuschütten, sondern nur einige Schluck zu nehmen.

Diese kuriose Halbzeitpause ereignete sich Anfang der 1980er Jahre während eines Jugendfußballspiels in Südniedersachsen. Das war kein Einzelfall damals, überall auf den Plätzen hörte man von Betreuern der gegnerischen Mannschaften den Ratschlag, während kurzer Pausen beim Sport nichts zu trinken, sondern nur zu spülen. Ich habe mich herumgehört, jeder, der damals Fußball gespielt hat, kannte diese Regel.

Gerade in den Sommermonaten war das eine schwer erträgliche Quälerei. Die Begründung dafür leuchtet mir bis heute nicht ein. Es gibt auch keine sinnvolle. Mal hieß es, die Kohlensäure belaste den Magen zu sehr, man bekäme einen »Blubberbauch« und müsse dauernd aufstoßen (und wennschon?). Dann war es die Flüssigkeit an sich, egal, was man trinken wollte, die einen zur Unbeweglichkeit in der zweiten Halbzeit verdammte. Zudem sei man leichter ohne Getränk in der Halbzeitpause. Klar, wer austrocknet, wird mit der Zeit tatsächlich immer leichter, da gibt es durchaus einen Zusammenhang. Nur gesund ist das nicht – und die Leistung steigert es auch nicht.

Aus medizinischer Sicht ist die Flüssigkeits-Rationierung mitten im Wettkampf Kokolores und sogar gefährlich. Nichts zu trinken während Spiel oder Training – geht's noch? Es gibt keinen vernünftigen Grund, der dafür spricht, im Gegenteil. Der Körper braucht regelmäßig Flüssigkeit, erst recht bei Bewegung. Und wenn er sie verliert, muss sie nachgeliefert werden, sonst drohen Gefahren für die Gesundheit. Erst wird man langsam schwächer. Dann drohen Ohnmacht, Schwindel und Herzrhythmusstörungen.

Glücklicherweise scheint diese irre Regel weitgehend aus der Mode gekommen zu sein. Bei jedem Bundesligaspiel sieht man heute spätestens ab der 60. Minute, dass den Kickern während kurzer Unterbrechungen Trinkflaschen gereicht werden. Bei einer Auswechslung, einer Verletzungspause und sogar vor einem Freistoß laufen die Spieler kurz an die Seite und trinken etwas. Und erst recht in der Halbzeit und sowieso in der kurzen Pause, wenn eine Verlängerung droht.

Man könnte meine Erlebnisse als Jugendfußballer also getrost abtun als vermutlich weitgehend folgenloses Fehlverhalten aus der Steinzeit der Trainingslehre. Sie wussten es halt damals nicht besser, die Trainer. War nicht böse gemeint. Als ich einem Freund irgendwann von unserem systematischen Flüssigkeitsentzug erzählte, schaute er mich überrascht an. Er arbeitet als Trainer in der Landesliga. »Natürlich ist das unsinnig«, sagte er. »Aber ich habe letztens erst eine Mannschaft übernommen, und die Spieler erzählten, dass sie unter meinem Vorgänger während des Trainings und in der

Halbzeitpause nichts trinken durften.« Wir sprechen hier nicht über die 1980er Jahre, sondern über die Saison 2015/2016.

Die Erhebung ist nicht repräsentativ, aber ich habe herumgefragt bei Trainern und Betreuern im Jugend- wie im Erwachsenenbereich. Die Mehrheit weiß, dass eine ausgeglichene Flüssigkeitsbilanz für Sportler ungemein wichtig ist (für Nichtsportler gilt das natürlich auch). Aber etliche schwören trotzdem noch immer darauf, die Spieler nichts trinken zu lassen während des Wettkampfs.

Trinken, ja – aber keine Überschwemmung bitte

Manchmal folgt ein Extrem auf das andere. Eine Absurdität wird beendet – und die nächste beginnt ihren unaufhaltsamen Aufstieg. Besonders schön wird dies deutlich am Wandel der Trinkgewohnheiten während sportlicher Betätigung. Auf die soeben geschilderte Devise, gar nichts zu trinken, sondern nur zu spülen, folgte das schwer verständliche Motto: Trinken, bevor der Durst kommt. Es kann gar nicht genug sein. Und viele Menschen hielten und halten sich bis heute daran. Schon erstaunlich, was der menschliche Körper alles aushält; meistens zumindest.

Trinken, bevor der Durst kommt – was für ein Unsinn! Wer denkt sich das aus? Es gibt ein körpereigenes Signal, es nennt sich Durst. Es stellt sich bei jedem zuverlässig ein. Wer es verspürt, dem vermittelt der Körper, dass er Flüssigkeit braucht. Je mehr man benötigt, desto intensiver das Verlangen. Daraus ließe sich ableiten: Wer Durst hat, der soll trinken. Wer wenig Durst hat, wenig. Wer viel Durst hat, viel. Ein ebenso simples wie verlässliches Prinzip. Jahrtausende

hat das gut funktioniert. Dem Durstgefühl kann man vertrauen. Es ist nur in seltenen Fällen, etwa bei Hochbetagten
oder Schwerkranken, manchmal gestört. Ansonsten gilt,
dass Durst zuverlässig zeigt, wenn Flüssigkeit zugeführt
werden muss.

Aber wieso einfach, wenn es kompliziert geht? In der Sorge, zwischen Bushaltestelle und Schule in eine Dürreperiode
zu geraten, schleppen mittlerweile unzählige Menschen – besonders betroffen sind Mädchen und junge Frauen – Trink-
behältnisse im Nuckelflaschenformat mit sich herum, an denen sie ständig saugen. Der Mensch an der Dauerinfusion.

Und Sportler fangen an zu trinken, bevor sie sich einen
Zentimeter bewegt und Training oder Wettkampf überhaupt begonnen haben. Vielleicht ist das der Grund, warum
im Startbereich von Stadtläufen und Marathons mittlerweile
eine ewig lange Batterie von Dixie-Klos aufgereiht ist.

Leider haben die falschen Vorschriften schon erste Opfer
gefordert. Da auch Hobbysportlern ständig eingeredet wird,
zu trinken, bevor der Durst kommt, schütten sie Wasser und
andere Durstlöscher in sich hinein und bewässern sich vor
Marathonveranstaltungen oder Stadtläufen, als ob sie einen
Kamelhöcker zu füllen hätten. Die gefährliche Folge: Sie
verdünnen ihr Blut so sehr, dass darin die Konzentration an
lebenswichtigen Mineralien sinkt. Im harmlosen Fall drohen
Unwohlsein, Schwindel, Ohnmacht und Kopfweh. Leider
gab es aber auch schon Todesfälle durch Herzrhythmusstörungen beim Marathon – und als Ursache konnte eine zu
starke Blutverdünnung durch Überwässerung festgestellt
werden.

Im Sommer 2015 starb ein Brite nach dem Triathlon in
Frankfurt. Es war mehr als 30 Grad heiß, aber das Wetter
war nicht der Hauptgrund. Der Brite trank vor und wäh-

rend des Wettkampfs nur Wasser und davon zu viel. Dadurch verdünnte er sein Blut so extrem, dass lebenswichtige Stoffe wie Natrium, Kalium und Kalzium zu niedrig konzentriert im Blut vorhanden waren. Er starb an Herzrhythmusstörungen, ausgelöst durch mangelnde Elektrolyte. Ob diese falschen Vorschriften der Lebensmittel- und Getränkeindustrie zuzuschreiben sind, ist unklar – manchmal entspringen sie vielleicht dem ungesunden Menschenverstand. Trainer wie auch Sportvereine sind leider nicht davor gefeit, dieses gefährliche Treiben mitzumachen.

Ein Tipp für Trinker und Trainer aller Art: Kein Arzt, kein Wissenschaftler, niemand kann genau sagen, wie viel man trinken sollte. Das ist individuell verschieden. Die Empfehlung, täglich mindestens drei Liter Wasser zu trinken, lässt sich nicht halten. Dieses Dogma ist falsch und veraltet. Manche Menschen kommen gut mit eineinhalb Litern pro Tag aus, andere brauchen hingegen vier. Man kann getrost seinem Durstgefühl vertrauen und ihm nachgeben, wenn es so weit ist. Feste Regeln sind auch deshalb unsinnig, weil manche Menschen stark schwitzen und sich viel bewegen. Die brauchen naturgemäß mehr Flüssigkeit als die sesshafte Bevölkerung, die sich kaum rührt und wenig schwitzt.

8
Die Mär von Fairplay und Teamgeist

> »Das ist reine Zeitverschwendung und nicht die
> ideale Vorbereitung auf einen ernsthaften Wettkampf,
> wenn ich meinem Gegenspieler die Hand drücken und
> ihm viel Glück wünschen muss. Wir sind Profis,
> da ist diese Friedensidee eine Heuchelei.«
> *Colin Hendry, schottischer Fußballprofi*

Fairplay ist eine schöne Idee, die aber mit Füßen getreten wird, wenn es um den Erfolg geht. Spätestens in der C-Jugend, das heißt bei unter 14-Jährigen, haben Jugendliche gelernt, dass es nicht nur richtig, sondern manchmal sogar erforderlich ist, für den Erfolg Regeln zu verletzen. »Je ausgeprägter die Erfolgsorientierung, desto mehr degeneriert Fairplay zu einer fiktiven Handlungsmoral des Leistungssports und macht einer Moral des fairen Fouls Platz«, schreibt der Sportwissenschaftler Gunter Pilz, der die Einstellung von jugendlichen Spielern und ihren Trainern im Fußball untersucht hat.[1] Gerade die Trainer sind daran beteiligt, den Kindern und Jugendlichen zu vermitteln, dass es völlig in Ordnung ist und in bestimmten Situationen sogar erwartet wird, dass sie hinlangen.

Der Unterschied zu den hehren Beschwörungen dessen, was der Sport angeblich alles zu leisten vermag, könnte kaum größer sein. Der zu fast jedem Thema auskunftsbereite Bielefelder Soziologe Klaus Hurrelmann sieht im Sport nicht nur eine sinnvolle Freizeitgestaltung, sondern auch die Integration in der Gruppe, den Umgang mit Anspannung und Enttäuschung, Konfliktverarbeitung, Umgang mit Regeln und die Möglichkeit, Aggressionen abzubauen.

Für den langjährigen Präsidenten des Deutschen Sportbundes, Manfred von Richthofen, wird durch Sport im Verein Jugendlichen mehr Toleranz, Streitanstand und die Akzeptanz von Regeln vermittelt – zudem sei Sport der gesellschaftliche Integrationsfaktor Nummer eins. Der Kriminologe Christian Pfeiffer sieht zudem den Nutzen erwiesen, dass Sport vor Jugendkriminalität schützen kann. Als »Königsweg in der Sucht und Gewaltprävention« wird der Sport von Politik, Pädagogik und den Sportverbänden selbst sowieso gepriesen, wie Pilz anmerkt.

Wer solche Vorstellungen vom Sport hat, wird vermutlich lange kein Vereinsleben von innen gesehen haben – oder er ist mit seinen Idealen tief im 19. Jahrhundert verwurzelt. Aus dieser Zeit, der viktorianischen Ära in England, stammt der Fairplay-Gedanke. Unter Aristokraten wurde Sport eine beliebte Freizeitbeschäftigung, diente aber dem reinen Selbstzweck. Den Adeligen kam es nicht auf den Sieg an, das Erlebnis war wichtiger als das Ergebnis.

Ein Sieg war sogar verpönt, denn es galt als stillos, in der Presse für seine Taten gerühmt zu werden. Es ging um das Vergnügen, wer den Sieg um jeden Preis anstrebte und alles dafür tat, wurde sogar verachtet. Ebenso galt es als unfein, Gefühlsausbrüche zu zeigen, wenn man gewonnen oder verloren hatte. Die Selbstbeherrschung musste gewahrt bleiben, und dazu gehörten auch Respekt vor dem Gegner und eine gewisse ritterliche Haltung.

Diese freundschaftliche Rivalität umfasste auch, dass es im

Wettkampf eine gewisse Chancengleichheit geben musste. Wer sah, dass er oder seine Mannschaft von vornherein überlegen war, verhielt sich wie ein Gentleman und versuchte, den Nachteil des Gegners auszugleichen. Weil es damals tatsächlich noch um Anstand, Respekt und Fairplay ging, gab es zunächst weder Schiedsrichter, Platzverweis noch Strafstoß. Diese Regeländerungen wurden erst um 1870 notwendig, als auch die unteren Gesellschaftsschichten am Spiel teilnahmen und Sport nicht mehr reines Vergnügen war, sondern ein Mittel zur Abgrenzung und des Klassenkampfes.

Schwalben, Fouls und Tricksereien

> »In einem gesunden Körper herrscht ein gesunder Geist;
> wegen dieses römischen Aberglaubens strampeln sich die Menschen
> seit 2000 Jahren in ihrer Freizeit ab und nennen es Sport.«
> *Carl Graf Hohenthal*

Es gibt zahlreiche Möglichkeiten im Sport, dem Gegner übel mitzuspielen und ihn zu provozieren oder gar zu betrügen. Schummeln, Täuschen und Tricksen gehören gleichsam zur Grundausstattung vieler Sportarten. Besonders bekannt sind diese Manöver im Fußball, der in Deutschland mit Abstand populärsten Sportart. Weltweit wird sie von 250 Millionen Menschen aktiv betrieben.

Ein häufig gesehenes Vergehen besteht darin, mit Unschuldsmiene beide Hände nach oben zu strecken und gleichzeitig den Gegner ins Kreuz, die Beine oder den Hintern zu treten oder beim Laufen einzuhaken. Andere versteckte Fouls oder besonders schmerzhafte Attacken auf die Gesundheit werden von manchen Trainern sogar durchgesprochen und eingeübt. Die bekannteste Form des Betrugs ist sicherlich die »Schwalbe«, der inszenierte Sturz, sobald der Spieler von einem Gegner berührt wird oder auch nur in dessen Nähe kommt.

Aber auch dann, wenn es nicht körperlich zur Sache geht, haben sich Fußballer viele kleine Gemeinheiten angewöhnt, die den Gegner aufregen und provozieren sollen, damit er die Konzentration verliert und sein Spiel darunter leidet. Diese Tricks gehen jedoch nicht nur auf das Konto der Spieler, sondern auch auf das des Trainers, wenn er beispielsweise kurz vor Schluss noch einen oder mehrere Spieler einwechselt, um die Zeit zu verzögern und den Spielfluss des Gegners zu unterbrechen.

Auf dem Spielfeld gibt es verschiedene Tricks. Nach einem Foul wirft der Spieler den Ball nicht dorthin zurück, wo er gefoult wird. Bei einem Elfmeter kommt der Torhüter zunächst bis zum Punkt und versucht den Schützen abzulenken. Wird er vom Schiedsrichter auf die Linie zurückgeschickt, stellt er sich zunächst einen halben Meter davor auf — was entweder zu einer Ermahnung führt und so das Spiel weiter verzögert oder den Schützen irritiert und einen tatsächlichen Vorteil bringt, weil auf diese Weise der Winkel verkürzt wird. Die Profis machen es vor, in den unteren Ligen und auch im Jugendbereich wird dieses Verhalten tausendfach kopiert. Nur wenige Spieler und Trainer distanzieren sich ganz klar davon und bezeichnen es als das, was es ist: ein Bruch mit dem Fairplay.

Woher sollte diese Haltung auch kommen? Schließlich hat der vielleicht beste Spieler aller Zeiten — oder je nach Nationalität: der Zweitbeste — vor Millionen Fernsehzuschauern vorgemacht, was sowohl die Faszination als auch den Schrecken des Spiels ausmachen kann: Im Viertelfinale der

Weltmeisterschaft 1986 trat Argentinien gegen England an.
In diesem Spiel eroberte Diego Armando Maradona den Ball
irgendwo im Mittelfeld, noch in der eigenen Hälfte. Er narr-
te seine Gegner und spielte hintereinander vier Engländer
aus. Dann umkurvte er mit dem Ball am Fuß auch noch den
Torwart und schob die Kugel ins Netz. Ein Geniestreich, ein
Jahrhunderttor, so dass sich Reporter wie Zuschauer fragten,
ob der stämmige Argentinier nicht vielleicht von einem anderen Planeten auf die Erde herabgestiegen war.

Maradona erzielte noch ein zweites Tor, das nicht ganz so
genialisch war. Nach einer Flanke lenkte er den Ball am ver-
dutzten englischen Keeper vorbei mit der Hand ins Tor. In
den Fernsehaufnahmen war das Vergehen eindeutig zu sehen, auch viele Zuschauer im Stadion, Mitspieler und Gegner sahen das. Nur der Schiedsrichter sah es nicht und gab
das Tor. Schließlich hatte Maradona ja sofort jubelnd abge-
dreht, nachdem der Ball im Netz gelandet war. Statt zum
Schiedsrichter zu gehen und zu erklären, dass er das Tor auf
unrechtmäßige Weise erzielt hatte, feierte er sein Täuschungsmanöver noch.

Ein genialischer Moment und ein besonders betrügeri-
scher Moment kamen in diesem Spiel zusammen. Dass Maradona später über seinen Treffer sagte, das Tor sei mit »der
Hand Gottes« erzielt worden, mag von einigen Gläubigen
als Gotteslästerung verstanden werden. Vor allem aber war
es Verrat am Spiel.

Fehlende Cleverness

>»Der Dieter und ich, wir haben uns überlegt,
>dass wir von jetzt an nur noch foul spielen,
>wenn es nötig ist.«
>
>*Jan Kocian, ehemaliger tschechischer Fußballnationalspieler*

Das 1:1 kurz vor Schluss war ziemlich unglücklich gefallen, das konnten alle sehen, Spieler wie Zuschauer. Ein Torwartfehler, und das passierte ausgerechnet Julius, dem Keeper, der sonst so fehlerfrei hielt und der große Rückhalt seiner Mannschaft war. Aber diesen hohen, nicht sehr scharf geschossenen Ball hatte er einfach unterschätzt, und schon flutschte das Ding durch seine Finger und lag im Netz. Pech, denn die Heimmannschaft hatte bisher überlegen gespielt und war eindeutig das bessere Team.

Jetzt waren vielleicht noch fünf Minuten zu spielen. Höchstens. Beide Mannschaften hatten sich anscheinend auf ein Unentschieden eingestellt. Schiedlich friedlich. Das entsprach zwar nicht ganz dem Spielverlauf, aber sei's drum. Auch Elfjährige wollen gerne gewinnen, aber sie finden sich schnell damit ab, wenn es nicht ganz nach ihren Wünschen läuft. Wobei – vielleicht ergab sich ja noch die Chance. Die Heimmannschaft bekam schließlich gerade einen Freistoß zugesprochen, und danach musste der Schiedsrichter jeden Moment abpfeifen. Vermutlich war es die letzte Gelegenheit, um in diesem Spiel noch ein Tor zu erzielen.

Der Ball flog hoch und weit und landete mitten im Strafraum. Der Stürmer der Heimmannschaft bekam ihn direkt vor die Füße, verstolperte die Großchance jedoch kläglich. Stattdessen spitzelte ihm der Gegner den Ball weg und schoss ihn zu einem Mitspieler, der nahe der Seitenlinie postiert war. Der hatte offenbar noch ziemlich viel Puste und rannte mit dem Ball am Fuß los.

Der Sprint begann in der Mitte der eigenen Hälfte und führte die ganze Außenlinie entlang, mindestens 50 Meter. Ein Spieler der Heimmannschaft lief zwar nebenher, konnte den Angreifer auf seinem langen Weg aber nicht entscheidend stören oder gar stoppen. Als der Stürmer schon fast an der gegnerischen Eckfahne angekommen war, passte er in die Mitte, wo ein Mitspieler mitgelaufen war und völlig frei stand. Der war ziemlich allein und konnte ungestört am Torwart vorbei einschieben – sich die Ecke aussuchen, sagen Fußballer dazu. Dann pfiff der Schiedsrichter ab. 2:1, ein reichlich unverdienter Sieg der Gastmannschaft.

Entsprechend geknickt waren die Kinder. Während sie den Jubel des Gegners über sich ergehen lassen mussten, schlichen sie traurig vom Platz. Einer weinte. »Das ist ungerecht, der Schiedsrichter hätte längst abpfeifen müssen«, sagte ein anderer. »Wir hätten unsere Chance verwandeln müssen, dann wäre es nicht so weit gekommen«, sagte ein Dritter.

Die Kommentare der Erwachsenen am Spielfeldrand waren anders als die der Elfjährigen.

»Denen fehlt halt noch die Cleverness«, sagte der Trainer.

»So dumm, wie kann man sich nur so dumm anstellen«, sagte der Co-Trainer.

»Da muss man auch mal hinlangen und sich geschickter anstellen«, sagte ein Vater, der selbst lange Fußball gespielt hat.

»Die sind zu lieb, die können doch so was gar nicht«, sagte eine Mutter. »So sind sie halt, unsere Sensibelchen.«

Was hier mit Cleverness, Geschick und »zu lieb« gemeint war, heißt im Fußballer-Deutsch »taktisches Foul«. Man kann es auch schlicht unsportliches Verhalten nennen. Dazu war die Heimmannschaft aber offenbar »zu dumm«. Zu dumm, den Gegner im entscheidenden Moment zu treten. Zu dumm, den Gegner zu halten. Zu dumm, ihn umzureißen oder auf eine andere Art davon abzuhalten, zu einer Chance zu kommen oder gar ein Tor zu erzielen.

Fairness? Von wegen. Darum geht es hier zuallerletzt. Doch nicht im Sport. Doch nicht in der Kreisklasse. Dass im Sport Fairplay regiert und edle Gentlemen bei ihren Leibesübungen darum wetteifern, wer anständiger, respektvoller und aufrichtiger mit dem anderen umgeht, ist eine schöne und gern zitierte Legende, entspricht aber schlicht nicht der Wahrheit. Nicht bei den Profis und auch nicht bei den Amateuren und erst recht nicht im Jugendfußball.

Im Fußball geht es vielmehr schon von klein auf darum, zu lernen, wann ein Foul den Gegner im Spielaufbau besonders stört, wann man gezielt zu unfairen Mitteln greifen muss, auf welche Weise man diese Taten vor dem Schiedsrichter verbirgt und wie man sich durch Provokationen und »Schwalben« einen unlauteren Vorteil gegenüber dem Gegner verschafft. Auch wenn es kein Übungsleiter gerne zugibt – im Training wird so etwas immer wieder mal geübt, und zwar schon bei Zehnjährigen. Und die sehen es im Fernsehen oder im Stadion bei ihren Vorbildern, den angeblichen Musterprofis, unter denen es genügend Kandidaten gibt, die eine Verwarnung für den Gegner provozieren und taktisch foulen.

Die Wandlung fängt schon früh an. Sind die Kinder noch kleiner und fangen gerade erst mit dem Mannschaftssport an, ist folgende Szene typisch: Ein Kind kickt, sagen wir in der F-Jugend mit anderen Siebenjährigen, und während des Punktspiels landet der Ball im Aus. Oft hat das Kind dann noch den freundlichen Impuls, den Ball zu holen, auch wenn der Gegner mit dem Einwurf dran ist.

Trainer und Eltern gewöhnen das den Kindern allerdings schnell ab, denn führt der Gegner den Einwurf schnell aus, bedeutet dies womöglich einen Vorteil für ihn, weil der Junge, der den Ball holt, noch nicht wieder an seinen Platz zurückgekehrt ist. Also heißt die Devise: Lass ihn liegen. Sei doch nicht blöd und hol dem Gegner nicht den Ball. Der nützt das nur aus – und du bist dann der Dumme.

Wer nicht taktisch foult, wer nicht seine Gegner provoziert und nicht im richtigen Moment den Erfolg des anderen vereitelt, gilt deshalb als wahlweise naiv, ungeschickt oder dumm. Es gilt als eine erstrebenswerte Fähigkeit, sich im Sport auch mal fies und unfair verhalten zu können, sich nicht alles gefallen oder gar vom Gegner den Schneid abkaufen zu lassen.

Jeder Fußballfan erinnert sich an das Finale der Weltmeisterschaft 2006 in Deutschland. Italien gegen Frankreich. Das ganze Spiel über hatte der Italiener Marco Materazzi den französischen Ausnahmekicker und Mannschaftskapitän Zinedine Zidane provoziert. Er beleidigte wahlweise seine Mutter oder seine Schwester mit unflätigen Begriffen. Lange ließ sich Zidane nichts anmerken.

In der Verlängerung war es ihm irgendwann zu viel. Materazzi hatte wieder eine seiner Schmähtiraden in Richtung Zidane losgelassen, als dieser sich nicht mehr beherrschen konnte. Mit einem Kopfstoß gegen die Brust streckte er Materazzi nieder – und erhielt dafür in der 109. Minute die Rote Karte. Ersatzgeschwächt und ohne Kapitän verloren die Franzosen nicht nur den roten Faden, sondern auch das Match. Italien wurde Weltmeister. Die entscheidende Szene war nicht das Siegestor, sondern der Platzverweis für Zidane.

Nach dem Spiel betonten Reporter und Kommentatoren zwar, dass sich Materazzi grob unsportlich verhalten und Zidane während des gesamten Spiels provoziert habe. Einige Medien lobten jedoch auch die Cleverness Materazzis, der den wichtigsten Spieler der Franzosen auf diese Weise ausgeschaltet hatte. Er hatte einen Plan, wenn auch einen heimtückischen.

Mindestens so massiv wie gegen Materazzi waren denn auch die Vorwürfe gegen den französischen Spielführer, dass er sich nicht zurückgehalten habe und so dumm gewesen sei, irgendwann auf die Hänseleien und Provokationen seines Gegners mit der körperlichen Attacke zu reagieren. Merke: Als clever und gewieft gilt der Provokateur, wer sich unbeholfen dagegen wehrt, ist hingegen der Dumme.

Doch zurück zu den Elfjährigen. Die erwähnte Heimmannschaft verlor in der Saison nach dem unglücklichen 1:2 noch einige weitere Spiele knapp und manchmal auch durch fragwürdige Entscheidungen. Schließlich stieg das Team aus dieser für einen Dorfverein hochklassigen Liga ab. Trainer und Eltern waren sich hinterher einig darüber, dass die Fähigkeiten der Mannschaft auf spielerischem Niveau gereicht hätten, um die Klasse zu halten. Nur die Cleverness, die hat im richtigen Moment eben doch noch gefehlt.

Aber keine Bange, liebe Eltern, wir arbeiten noch daran.

Fürs Leben lernen?

> »Bei einem Fußballspiel verkompliziert sich allerdings alles
> durch die Anwesenheit der gegnerischen Mannschaft.«
>
> *Jean-Paul Sartre*

Das Spiel fand nur ein paar Dörfer entfernt statt. Auf dem Platz standen sich Sieben- und Achtjährige gegenüber, Kleinfeld, F-Jugend, bestes Frühlingswetter. Bei Kindern in diesem Alter erinnern viele Fußballspiele noch an das Prinzip Hühnerhaufen – und weniger an eine geordnete Aufstellung oder gar an einen geplanten Spielaufbau. Die Hauptsache ist, dass sich die Kinder bewegen und Spaß haben. So sollte es zumindest sein.

Unsere Kinder spielten schon einige Zeit zusammen in der Mannschaft, die meisten hatten mit Beginn der Grundschule angefangen, also mit sechs Jahren. Sie kannten sich, wussten, was die Mitspieler konnten und was nicht, so dass immer wieder ein paar ansehnliche Spielzüge zustande kamen. Die gegnerische Mannschaft hatte offensichtlich noch nicht so viel Erfahrung, und das sah man ihrem Spiel ziemlich schnell an. Der Gegner war chancenlos.

Es war nicht die Frage, wer hier gewinnen würde. Offen blieb lediglich, wie hoch die Niederlage für das Nachbardorf ausfallen würde. Aber was soll's, es ging ja um nichts. Die Kinder spielten zwar in einer Punktspielrunde, freuten sich nach einem Sieg und waren nach einer Niederlage geknickt. Aber größere Bedeutung hatte das nicht.

Die Mannschaft aus dem Nachbarort hatte jedoch Pech mit ihrer Trainerin. Besonders Pech hatte der Torwart des Gegners, ein freundlicher Knirps, der ziemlich bald im Mittelpunkt des Geschehens stehen sollte. Er musste leider viele

Gegentore hinnehmen, zu ungleich waren die beiden Mannschaften. Schwerer hinzunehmen als die Tore war aber die Dauerbeschimpfung durch seine Mutter. Schon nach dem Gegentor zum 0:2 herrschte sie ihn an: »Du hältst ja überhaupt nichts, das ist unterirdisch, was du da ablieferst.« Beim 0:3 sagte sie zu ihrem Sohn: »Am besten, du spielst dem Gegner den Ball direkt vor die Füße, dann kann er noch einfacher Tore schießen.«

Die Mutter stand während der gesamten ersten Halbzeit keine 20 Zentimeter vom Pfosten jenes Tores entfernt, das von ihrem Sohn gehütet wurde. Als Trainerin einer Jugendmannschaft darf sie bei einem Punktspiel direkt an der Linie stehen – gemeint ist damit aber die Seitenauslinie und nicht die Torauslinie. Sie stand jedoch direkt neben dem Tor, was eigentlich untersagt ist. Da der Schiedsrichter – wie oft bei derartigen Jugendspielen – ein 13- oder 14-Jähriger aus dem eigenen Verein war, traute der sich nicht, gegen die Trainerin vorzugehen und sie zu ermahnen oder aufzufordern, sich woanders hinzustellen.

Die Situation für den Torwart wurde mit zunehmendem Spielverlauf immer schlimmer. Es stand mittlerweile 0:5 oder 0:6, und die Mutter keifte ihren Sohn mit mal abfälligen, mal zynischen Bemerkungen immer weiter an. »Du bringst ja gar nichts heute, das ist völlig indiskutabel.« Es waren nicht nur böse Worte, die sie benutzte, es war auch böse und abfällig gemeint, so wie sie sich äußerte. Der Junge tat einem leid, es war erbärmlich.

Indiskutabel war nicht die Leistung des Torhüters, sondern das Verhalten seiner Mutter. In der zweiten Halbzeit wurde ihr giftiges Gezänk noch schlimmer. Es reichte längst. Ich ging gemeinsam mit einem anderen Vater zu ihr hin, und wir forderten sie auf, ihre Schmähungen zu unterlassen und das Kind nicht weiter zu beschimpfen. Das sei unerträglich und gemein, zudem müsse sie sich an die Seite stellen, nicht direkt neben das Tor. Ihr Sohn weinte mittlerweile. Um es noch mal zu betonen: Wir waren Väter von Kindern der gegnerischen Mannschaft, nicht von dem Team, das gerade von der eigenen Trainerin zerfleischt wurde. Deren Eltern hatten bisher gar nicht reagiert und den Hohn und Spott, den sie über ihre Kinder ausgoss, nicht unterbunden.

Nach unserer Ermahnung stellte sich die Trainerin endlich an die Seite, so dass ein wenig Sicherheitsabstand zu ihrem Torwart-Sohn gegeben war, und grummelte und schimpfte weiter vor sich hin. Irgendwann war das Spiel beendet, es war 0:9 aus Sicht der Gastmannschaft ausgegangen. Unsere Jungs freuten sich, aber sie hatten selbst gemerkt, dass der Gegner deutlich unterlegen war und ihr Sieg deshalb keiner glanzvollen Leistung entsprang.

Was den von seiner Mutter gedemütigten Trainerinnensohn angeht: Er hatte keineswegs Schuld an der deutlichen Niederlage. Er hat seine Sache sogar altersentsprechend gut gemacht als Torwart. Selbst mit dem großartigsten Keeper, den der Jahrgang der Achtjährigen zu bieten hat, wäre das Spiel mit einer klaren Niederlage ausgegangen – vielleicht 0:6 oder 0:7 statt 0:9. Umso bitterer, wie hier mit schwarzer Pädagogik die ganze Mannschaft und erst recht der Torwart beschimpft, beleidigt und erniedrigt wurden.

Um keine Missverständnisse aufkommen zu lassen: Ein deutliches Wort im Jugendsport ist manchmal angebracht – aber nur, wenn die Kinder dabei spüren, dass der Betreuer dennoch Respekt und Achtung vor seinen Schützlingen hat. Ein langjähriger Jugendtrainer hat immer mal wieder die Spieler seiner Mannschaft heftig zurechtgewiesen. Auf Bayerisch sagte er dann: »Das war heute aber gar nix, das hast du selbst gemerkt, oder?« Manchmal war sein Kommentar auch nur: »Schlecht habt ihr gespielt, aber alle miteinander!« Man merkte ihm dabei an, dass er die Jungs trotzdem mochte und er zwar ihre Leistung kritisierte, aber sie nicht persönlich diffamierte oder gar Verachtung zu spüren war wie bei der Trainerin aus dem Nachbarort.

Richtig durchziehen

> »Ich fair foul gespielt. Ich nicht getreten.«
> *Vlado Saric, ehemaliger Fußballprofi*

> »Mein Name ist Finken, und du wirst gleich hinken.«
> *Heribert Finken, ehemaliger Bundesligaprofi*

Bayerisches Hinterland, irgendwo zwischen München und Augsburg. Diesmal sind wir mit einer Mannschaft von Zehnjährigen unterwegs, Jugendfußball, mittleres Liga-Niveau. Der Gegner ist ähnlich gut wie die Mannschaft unserer Jungs und bisher ebenfalls noch ungeschlagen. Das Spiel wird knapp ausgehen, das ist schon nach wenigen Minuten klar. Was aber auch schnell klar ist: Das Spiel ist erstaunlich hart, der Gegner spielt mit unangemessenem körperlichen Einsatz für dieses Alter. Kein Wunder, wie bald zu erfahren ist.

»Du sollst richtig durchziehen, sonst hol ich dich sofort vom Platz«, schreit der Trainer schon nach wenigen Minuten. »Richtig durchziehen« bedeutet in der Fußballersprache, dass man weder sich noch den Gegner schont, wenn es zum Zweikampf kommt. Sind beide ungefähr zur gleichen Zeit am Ball, heißt es, mit aller Kraft zuzutreten, um gegen den Widerstand des Gegners den Ball dennoch in die gewünschte Richtung zu schießen. Das kann gutgehen, man nimmt dabei aber auch in Kauf, den Gegner oder sich selbst zu verletzen.

»Benutz deinen Körper, lass ihn nicht durch«, war der nächste Zuruf des Trainers. Gefolgt von »Einsatz, ich will mehr Einsatz sehen – ihr seid doch keine Mädchen«. Die Aufforderung »Geh richtig hin« gehörte noch zu den harmloseren Anweisungen des Trainers. Im nächsten Moment schrie er: »Du hast Angst, das sehe ich doch. Gleich wechsele ich dich aus.«

Zur Erinnerung, hier spielten Zehnjährige in einer mittelklassigen Jugendliga. Hier ging es weder um Prämien und Pokale noch um die Qualifikation für die Champions League. Lediglich um Sport und Bewegung an der frischen Luft. Mädchen spielen übrigens in diesem Alter auch noch in vielen Jugendmannschaften mit den Jungs gemeinsam im selben Team.

Und die eingeforderte Härte war völlig unangemessen, überflüssig, ja gefährlich. Es gab dann in der Tat mehrere heftige Fouls und diverse Spielunterbrechungen, weil sich einige Spieler weh getan hatten. Die Begegnung verrohte zusehends, es war nicht schön anzusehen, wie die Kinder, aufgestachelt vom Trainer – und von einigen Eltern –, aufeinander losgingen. Zu schwereren Verletzungen kam es glücklicherweise nicht. Hinterher war die Stimmung gereizt und aggressiv aufgeladen. Keine schöne Atmosphäre. Kein schönes Spiel. Das Ergebnis trat in den Hintergrund.

Abheben oder abtauchen?

>»Es war eher so ein Schutzhochspringen.«
>*Thomas Müller über die Schwalbe von Arturo Vidal*
>*im Halbfinale des DFB-Pokals 2016*

Der englische Fußballfan nennt sie abfällig »Taucher«. Jürgen Klinsmann hat es in seiner Zeit bei Tottenham Hotspur geschafft, im Mutterland des Fußballs als »Diver« – eben als »Taucher« – verspottet zu werden, weil er sich angeblich so leicht fallen ließ, kaum dass ein Gegenspieler in der Nähe war. Mit geschickter Image-Pflege hat es der 108-malige Nationalspieler und spätere Bundestrainer allerdings hinbekommen, seinen arg ramponierten Ruf wieder aufzupolieren: Er setzte beispielsweise während einer Pressekonferenz eine Tauchermaske auf. Zudem gewöhnte er sich an, sich nach jedem Torerfolg mit einem Hechtsprung auf den Rasen zu werfen, als ob er abtauchen wollte. Die Selbstironie kam gut an, mit Humor kann man in England vieles wieder geraderücken – fortan wurde er in England als Torschütze gefeiert und ist bis heute auf der Insel populär.

In Deutschland geht es sprachlich nicht abwärts, sondern in die Lüfte, wenn Spieler sich absichtlich fallen lassen. Von einer »Schwalbe« ist die Rede, wenn Kicker so tun, als ob sie gefoult worden seien und auf diese Weise einen Freistoß oder Elfmeter herausschinden wollen. Auf besonders perfide Weise hat dies Arturo Vidal getan, der chilenische Nationalspieler in Diensten des FC Bayern München. Am 19. April 2016, im Halbfinale des DFB-Pokals gegen Werder Bremen, ließ sich Vidal in der 70. Minute im Strafraum fallen, ohne dass ihn sein Gegenspieler berührt hätte. Er tat dies auf so geschickte Weise, dass es in der Geschwindigkeit des Spiels kaum zu erkennen war, während die Zeitlupe die »Schwalbe« umso deutlicher zeigte.

Der Schiedsrichter pfiff Elfmeter, Thomas Müller verwandelte den Strafstoß sicher zum 2:0. Eine spielentscheidende Szene, denn die knappe 1:0-Führung der Bayern war alles andere als komfortabel. In den Minuten vor dem Elfmeter war Bremen überlegen. Vidal äußerte sich nach dem Spiel nicht zu seinem Täuschungsmanöver. Dafür redete Thomas Müller. »Es war eher so ein Schutzhochspringen«, sagte der beliebte Bayern-Spieler zunächst im Fernsehstudio. Man hätte ihm das fast übelgenommen, aber nachdem er mehrmals in der Zeitlupe gesehen hatte, was nicht zu übersehen war, sagte er ohne jede Beschönigung: »War eine Schwalbe. Gibt keine Entschuldigung dafür. Wenn ein Elfmeter so gegen uns passiert, stehe ich hier sicher und rede in einer anderen Tonart.«

Besonders auffällig an diesem Fußballabend war nicht die Tatsache, dass ein Fußballer zu einer Schwalbe abhob und danach abtauchte. Das passiert leider immer wieder in Fußballspielen von der Kreisklasse bis zur Champions League. Obwohl es ungewöhnlich ist und nicht alle Spieltage vorkommt, dass ein so wichtiges Spiel – das Halbfinale im DFB-Pokal – durch eine derartige Schummelei entschieden wird.

Überraschend war vielmehr die gleichgültige Reaktion des Gegners, die zeigt, wie verbreitet und alltäglich es im Fußball ist, zu täuschen und zu schummeln und durch Tricksereien das Spiel massiv zu beeinflussen. Der TV-Reporter hatte mehrfach darauf hingewiesen, wie unfair Vidal sich verhalten hatte und dass er sich wohl kaum gut fühlen könne – wenn er tatsächlich »Größe hätte«, würde er zum Schiedsrichter gehen und ihm sagen, was tatsächlich passiert war.

Doch nicht nur die faire Geste blieb aus. Bei den Bremern protestierte einzig Vidals direkter Gegenspieler Janek Sternberg, der zwar auf den Bayern-Spieler ungestüm mit beiden Beinen voraus zugerutscht war, ihn aber nicht berührt hatte. Sternberg redete gestikulierend auf den Schiedsrichter ein und beteuerte seine Unschuld. Nach dem Spiel sagte er, dass der zu Unrecht gegebene Elfmeter »der Genickbruch« für sein Team gewesen sei.

Die anderen Bremer regten sich nicht mal auf. »Klar ist das eine Schwalbe, aber da mache ich dem Schiedsrichter keinen Vorwurf, das kann man nicht immer sehen, so eine Situation«, sagte Manager Thomas Eichin. Auch Kapitän Clemens Fritz blieb ruhig: »Wir waren wieder gut drin im Spiel, und dass dann dieser Elfmeter kommt, ist bitter«, sagte er. Vermutlich ist die ausbleibende Reaktion das Bitterste an diesem Abend gewesen. Sie zeigt, dass sich längst alle daran gewöhnt haben und es hinnehmen, dass Schwalben zum Fußball gehören wie Eckbälle und Freistöße. Als Signal für die Millionen Zuschauer, darunter viele Kinder und Jugendliche, die selbst im Verein aktiv sind, kann ein solches Verhalten nur das Signal sein: So ist es halt und wer dabei nicht mitmacht und nicht selbst schummelt, täuscht oder zur Schwalbe abhebt, ist eben der Dumme.

Einzig TV-Kommentator Mehmet Scholl wollte das nicht hinnehmen und über die Sturzeinlage Vidals hinweggehen. Er war sichtlich irritiert. Ihm hätte diese Szene »den Stecker gezogen«, sagte Scholl – was so viel bedeuten sollte wie: Ein schönes Spiel wurde ihm verleidet. Man kann auch sagen: Es war eine Inszenierung zum Abtauchen.

»Die jüngsten Ligen sind die schlimmsten«

> »Ich kann mich an kein Spiel erinnern, beim dem
> so viele Spieler mit der Barriere vom Platz getragen wurden.«
> *Michael Lusch, ehemaliger Bundesligaprofi*

Irgendwann fragte eines der Kinder neugierig den Trainer, welchen Platz die eigene Mannschaft mittlerweile belegen würde. Schließlich hatte das Team der Achtjährigen ja mehrere Spiele gewonnen. Die Jungs waren stolz auf ihre Erfolge und wollten sehen, wo sie in ihrer Liga standen.

»Es gibt noch keine Tabellen in dieser Altersklasse«, erklärte der Jugendleiter, der für die Mannschaften zuständig war. »Das fängt erst mit elf, zwölf Jahren an.« Die Ergebnisse wurden zwar in ein Tableau eingetragen, so dass alle Interessierten im Internet nachschauen konnten, wie welche Mannschaft gegen die anderen Teams abgeschnitten hatte. Eine Tabelle, die den Ersten und den Letzten auswies, gab es hingegen nicht.

»Es gab zu viel Ärger, vor allem von den Eltern«, sagte der Jugendwart. »Die meisten Schiedsgerichtsverfahren im Fußball finden in den niedrigsten Altersklassen statt. Die jüngsten Ligen sind die schlimmsten.« Um den Ehrgeiz der Eltern – und vielleicht auch mancher Spieler – zu dämpfen, hatte sich der Verband daher entschlossen, keine Tabellen mehr bei den Kleinen zu veröffentlichen. Die Konkurrenz sollte nicht noch mehr angestachelt werden. Die Stimmung ist so schon bei vielen Jugendspielen aufgeheizt.

Tatsächlich ist bei Jugendfußballspielen immer wieder zu beobachten, dass Eltern sich lautstark einmischen, ins Feld schreien und wahlweise Spieler der gegnerischen Mannschaft, den Trainer, die Eltern oder den Schiedsrichter beleidigen. In der Wortwahl nicht zimperlich und manchmal voller Wut und Hass. Auf die Spieler überträgt sich das leider oft, so dass nicht nur die Atmosphäre neben, sondern auch auf dem Spielfeld vergiftet ist.

Und manchmal entgleist die Situation völlig. Im Januar 2016 kam es in Hamburg zu einer Schlägerei während eines Fußballspiels. Es war kein Kick von Erwachsenen, sondern ein Spiel der E-Jugend vom FC Bergedorf 85 gegen den FC Bingöl. Hier spielten Acht- bis Zehnjährige bei einem Hallenfußballturnier gegeneinander. »Das erste Tor fiel in der 7. Spielminute. Kurz darauf gab es das erste Foul. Die Stimmung war ziemlich aufgeheizt«, schrieb das *Hamburger Abendblatt* nach dem Vorfall. Dann eskalierte die Situation offenbar. Anlass war nach Angaben der Polizei eine Schiedsrichterentscheidung wegen unsportlichen Verhaltens. Einer der Jungkicker von Bergedorf 85 wurde vom Schiedsrichter verwarnt und musste vom Platz. Trotzdem ließen die beiden Kontrahenten nicht voneinander ab. Das empörte wiederum Eltern und andere Zuschauer. Sie liefen auf das Spielfeld, mischten sich in den Streit ein.

Anschließend soll der Vater eines Spielers von FC Bergedorf 85 zwei Kinder der gegnerischen Mannschaft geschlagen haben, wie ein Polizeisprecher berichtet. Der Vater war angeblich 43 Jahre alt, die Spieler waren gerade mal acht bis zehn Jahre. Ein Erwachsener schlägt in aller Öffentlichkeit fremde Kinder? Absurde Vorstellung. Trainer und Betreuer hätten sich nach übereinstimmenden Berichten ebenfalls an der Schlägerei beteiligt. Anschließend warfen sich die Beteiligten gegenseitig vor, angegriffen zu haben. Sechs Streifenwagen waren im Einsatz, das LKA ermittelt.

Erst im September 2013 hat der Deutsche Fußball-Bund (DFB) für die ganz kleinen, das heißt die G- und F-Jugend, eine neue Anweisung erteilt: Demnach müssen Eltern sich mindestens 15 Meter entfernt vom Spielfeldrand aufhalten. Schreie, Beleidigungen, Streit sollen vermieden werden; in der Vergangenheit war es immer wieder zu Beschimpfungen und wüsten Auseinandersetzungen gekommen. Weil der Einfluss von Müttern und Vätern auf das Spielgeschehen und die eigenen wie fremde Kinder so stark überhandgenommen habe, musste der DFB die Reißleine ziehen. Für die E-Jugend gilt diese Regel bislang nicht. Doch auch hier müssen Eltern offenbar bald ins Zwangsabseits gestellt werden.

In Hamburg wurde der Vorfall zunächst als bedauerlicher Einzelfall dargestellt. Allerdings erklärte ein Sprecher des regionalen Fußballverbandes auch, dass es jedes Jahr zu 50 bis 60 gewaltsamen Zwischenfällen bei den rund 60 000 Spielen der hanseatischen Verbands-Mannschaften käme. Prozentual ist das zwar nicht viel. Wer jedoch selbst einmal am Spielfeldrand gestanden hat, der weiß, dass die Stimmung nahezu in jedem zweiten Spiel zwischen Kindern und Jugendlichen auf der Kippe steht und Wut und Aggression eine große Rolle spielen. Bei Eltern, Trainern und irgendwann ganz unvermeidlich auch bei den Kindern.

Du Pfeife!

> »Im Endeffekt sind Regeln dazu da, gebrochen zu werden.«
> *Rudi Völler, Ex-Bundesligaprofi und Ex-Bundestrainer*

Die Situation ist ungewohnt, aber was sollte schon passieren? Schließlich hatte ich selbst zehn Jahre lang als Jugendlicher Fußball im Verein gespielt, kickte immer noch im Altherrenteam und kannte daher die Regeln einigermaßen. Und

unter Neunjährigen würde ich mir ja wohl Respekt verschaffen können. Der Jugendleiter hatte eine Pfeife für mich,
und weil der ursprünglich dafür vorgesehene Jugendliche
kurzfristig ausgefallen war, musste ich notgedrungen ein-
springen. Als Schiedsrichter, als Unparteiischer. Kein Problem, alles klar, ich würde ja wohl jederzeit Herr der Lage
sein.

So sah ich mich zumindest vor dem Anpfiff. Doch schon
nach wenigen Minuten hörte ich die ersten unflätigen Beschimpfungen und Kraftausdrücke. Es dauerte eine Weile,
bis ich merkte: Die meinen ja mich! Komisches Gefühl. Ein,
zwei Väter, aber besonders der Trainer der Gastmannschaft
machten die ganze Zeit abfällige Bemerkungen. Bei nahezu
jedem Einwurf zweifelten sie meine Entscheidung an – dabei hatte ich vorher den vielleicht zwei Dutzend Zuschauern
und den Betreuern beider Teams erklärt, dass ich auf ihre
Mithilfe angewiesen sei, da ich nicht überall auf dem Spielfeld genau erkennen könne, ob ein Ball schon im Aus sei und
wer ihn dorthin befördert habe. Linienrichter, wie die
Schiedsrichterassistenten früher genannt wurden, gibt es in
diesen unteren Jugendligen nicht.

Meine Bemerkung wie auch das Eingeständnis meiner
Fehlbarkeit schien mit dem Spielbeginn vergessen zu sein.
Ich wurde als Blinder beschimpft, als Schwachkopf, Idiot
und dergleichen mehr. »Völlig parteiisch«, war noch eine der
freundlicheren Titulierungen. Ich erinnere mich nicht mehr
genau, wie das Spiel ausging, 9:2 oder 11:4 oder 12:3 – irgendetwas in dieser Größenordnung, so dass es wirklich
nicht auf eine etwaige Fehlentscheidung des Schiedsrichters
ankam, um hier den Sieger zu bestimmen.

Es gab auch keine strittigen Szenen, bis auf zwei-, dreimal
die Frage, welche Mannschaft nach einem Zweikampf auf

Höhe der Mittellinie den Einwurf nach einem ins Seitenaus gerollten Ball zugesprochen bekam. Aber das wäre nicht spielentscheidend gewesen. Ansonsten: Keine groben Fouls, keine Debatten um zweifelhafte Tore oder zu Unrecht gegebene Freistöße – und Abseits wird in diesem Alter noch nicht gepfiffen.

Die Kinder von beiden Mannschaften gingen zudem ziemlich fair miteinander um und blieben besonnen. Sie ließen sich von der Stimmung der aufgeregten Betreuer und Väter glücklicherweise nicht anstecken und waren nett zueinander. Keiner von ihnen meckerte an meinen Entscheidungen herum. Nach dem Spiel beruhigte sich die Lage schnell wieder.

Das kann allerdings auch komplett anders laufen. Ein paar Wochen später sah ich ein Jugendspiel von Zwölfjährigen. Wieder gab es Theater am Spielfeldrand, wieder wurde der Schiedsrichter beschimpft und beleidigt, obwohl er das Match fair, angemessen und souverän leitete und es keinen Grund für Beanstandungen gab.

Die aufgeheizte Stimmung am Spielfeldrand färbte jedoch schon bald auf die Spieler ab. Der Schiedsrichter pfiff ein eindeutiges Foul, und ein Spieler des Teams, gegen das der Freistoß verhängt worden war, wurde daraufhin aggressiv. Erst rief er dem Schiedsrichter »Arschloch« entgegen und zeigte ihm dann den »Stinkefinger«. Nicht leise und versteckt, sondern offensiv und mit unverhohlenem Hass. Ein Zwölfjähriger.

Der Spieler bekam folgerichtig die Rote Karte und wurde vom Platz gestellt. Unter Flüchen gesellte er sich zu seinem Trainer und den Ersatzspielern. Doch statt dem Jungen die Leviten zu lesen und ihm sein ungezogenes, freches Verhalten vorzuwerfen, beschwerten sich Trainer und Eltern beim

Schiedsrichter und beschimpften ihn umso mehr. Vorbildfunktion hatten hier weder die Eltern noch die Trainer, im
Gegenteil. Sie verstärkten bei der Jugendmannschaft den
Eindruck, dass dreistes Verhalten manchmal gerechtfertigt
ist.

Verkehrte Welt: Der Rüpel wird in Schutz genommen,
derjenige, der besonnen bleibt und für Ordnung sorgen will,
hingegen angepöbelt.

Da muss man auch mal einen Ball »Aus« geben

> »Oliver, Oliver – pass auf, er spielt longline.«
>
> *Gerhard Polt*

Tennis ist anfällig für Manipulationen, keine Frage. Und
wenn man ohne Schiedsrichter spielt, ist es tatsächlich
manchmal äußerst schwer zu entscheiden, ob ein Ball gerade
noch im Feld gelandet ist, auf der Linie (die ebenfalls zum
Spielfeld gehört) oder knapp im Aus. Manchmal sieht man es
einfach nicht genau. Besonders von der gegenüberliegenden
Seite ist es schwer zu erkennen, wo ein Ball gelandet ist.

Manchmal sieht man es als Spieler allerdings schon genau,
entscheidet aber trotzdem anders. Es ist leicht, den Gegner
zu betrügen, indem man einen Ball »Aus« gibt, der noch
knapp im Feld oder auf der Linie war. Wer will das schon so
genau gesehen haben und wer will es beurteilen? Von außen
soll sich eigentlich niemand einmischen. Im Zweifel gilt die
Regel: Jeder entscheidet auf seiner Seite. Zwar können bei
Bedarf Schiedsrichter oder die Turnierleitung nach einem
strittigen Ballwechsel hinzugezogen werden, doch die sagen
eben auch meistens, wenn sie auf den Platz gerufen werden,

dass die Entscheidung bei dem liegt, auf dessen Seite der Ball im konkreten Fall gelandet ist.

Weil es auch unter den jüngsten Sportlern immer wieder Kandidaten gibt, die nahezu jeden knappen Ball des Gegners »Aus« geben und umgekehrt alles bezweifeln, was ebenjener Gegner auf seiner Seite gesehen zu haben meint, raten viele Eltern und Trainer ihren Zöglingen, sich nicht alles gefallen zu lassen. Das ist zwar prinzipiell im Leben richtig, bedeutet aber das Gegenteil von Fairplay. »Dann muss man eben auch mal einen Ball ›Aus‹ geben«, heißt es zur Rechtfertigung des eigenen Verhaltens bei einem Gegner, der seinerseits schummelt. So schaukelt sich die Unfairness hoch, ein jeder betrügt auf seiner Seite und auf seine Weise.

»Da hat er dann ja selbst Schuld, wenn ich einen Ball ›Aus‹ gebe«, lautet die Erklärung von Matthias, einem neunjährigen Tenniscrack, der immer wieder bei Turnieren antritt und schon über erstaunliche Matchpraxis verfügt. »Wenn ich einen Gegner habe, der ständig schummelt, dann mache ich das eben auch.« Trainer und Eltern unterstützen und verstärken dieses Verhalten oft. »Dann musst du eben einen Ball ›Aus‹ geben, der meterweit drin war«, sagt ein Coach und meint das als guten Rat. »Dann merkt dein Gegner, dass er sich keine falschen Spielchen mit dir erlauben kann.«

Seltsame Logik: Weil der Gegner sich mies und unfair verhält, verhalte ich mich auch mies und unfair. Das Wettkampf-Motto muss daher schleunigst abgewandelt werden: Möge der Miesere gewinnen.

Lob des Listigen

Die Strategie ist ganz einfach: Den Gegner irritieren, immer wieder ärgern und um jeden Preis aus dem Konzept bringen. Wann immer sich die Gelegenheit dazu bietet, heißt das: stören, täuschen und schummeln. Nicht ins Spiel kommen lassen, aus dem Rhythmus bringen.

Nehmen wir Sebastian. Er ist gefürchtet auf den Tennisplätzen in Süddeutschland. Dabei ist er erst elf Jahre alt. Nicht, weil er so gut spielt, obwohl er in seiner Altersgruppe zu den Besseren gehört, sondern weil er sich seit Jahren so unangenehm aufführt.

Gefürchtet sind allerdings nicht primär seine Schläge und Spielzüge, sondern seine Psychotricks. Wenn Sebastian führt und es so aussieht, als würde er das Spiel locker gewinnen, ist ihm nur wenig anzumerken. Er ist zwar nicht sehr freundlich zu seinem Gegner und gibt schon mal einen Ball »Aus«, der eindeutig im Feld gelandet war – aber insgesamt halten sich seine Verhaltensauffälligkeiten in Grenzen, wenn es gut für ihn läuft.

Geht es jedoch knapp zu und Sebastian droht zu verlieren, wird er unausstehlich. Jeden Ball, der in der Nähe der Auslinie landet, zweifelt er an, wenn sich ein Vorteil für ihn daraus ergeben könnte. Und wenn der Gegner ein paar Punkte in Serie macht, greift Sebastian tiefer in die Trickkiste. Will der Gegner dann beispielsweise gerade zum Aufschlag ausholen, kniet sich Sebastian hin und bindet sich die Schuhe. Das kann mehrmals hintereinander passieren, schließlich können solche Schnürsenkel ja immer wieder aufgehen.

Oder er informiert den Gegner kurz darüber, dass er auf die Toilette gehen wird, um den Gegner auf diese Weise aus dem Konzept zu bringen. Das hat er schon gemacht, als er keine neun Jahre alt war. Sein Vater ist ihm dann auf die Toilette gefolgt und hat ihm dort Tipps für das Spiel gegeben. Die Gegenspieler wussten zumeist gar nicht, dass nur eine Toilettenpause pro Spiel erlaubt ist. Sebastian hat das ausgenutzt und ist mehrmals gegangen, wenn es für seinen Gegner gut lief.

Sebastians Vater hat ungerührt etliche Schummeleien seines Sohnes mit angesehen, ohne einzuschreiten oder seinen Filius hinterher zu tadeln. Im Gegenteil, er hat versucht, auf das Spiel des Sohnes permanent Einfluss zu nehmen, Zeichen, Tipps und Ratschläge zu geben, und ihn dazu sogar bis auf die Toilette verfolgt. Im Tennis ist das nicht nur grob unsportlich, sondern sogar untersagt.

Besonders erstaunlich war aber, mit welcher Dreistigkeit und welchem Selbstbewusstsein Sebastian offensichtlich geschummelt hat und Bälle »Aus« gegeben oder für »gut« erklärt hat, auch wenn für alle Zuschauer sichtbar das Gegenteil der Fall war. Die meisten Gegner waren diesen Betrügereien nicht gewachsen und gaben klein bei. Besonders hübsch war die Szene bei einem wichtigen Turnier, als er sich bewusst verzählte. Der Gegner führte im entscheidenden Match-Tiebreak mit drei Punkten, aber Sebastian behauptete steif und fest, dass es nur zwei Punkte wären. Damit brachte er seinen Gegenspieler so sehr aus dem Konzept, dass dieser bald darauf in Rückstand geriet.

Oder Leonard. Er schreit und wirft den Schläger, wenn er sich während eines Tennisspiels ärgert. Und das tut er oft, mal über sich selbst, mal über den Gegner. Er ist zehn Jahre alt und er heult, schreit, weint, fiept bei jedem Schlag, der ihm nicht so gelingt, wie er das möchte. Also immer und immer wieder. Leonard ist ebenfalls ein guter Spieler, aber seine Wutausbrüche sind legendär. Die Spieler auf den Nachbarplätzen beschweren sich regelmäßig, die Eltern der Gegner und sogar die der anderen Spieler beschweren sich ebenfalls.

Aber Leonard macht einfach weiter. Und seine Eltern unternehmen nichts, lassen es geschehen, dass ihr Sohn sich unflätig benimmt. Regelmäßig schmeißt er seinen Schläger zu Boden. Letztens, während eines wichtigen Turniers, warf er seinen Schläger sogar ins Netz. Er hatte nicht so gut gezielt, denn der Schläger flog über die Netzkante auf die Seite des Gegners. Beinahe hätte er ihn getroffen.

Das Bemerkenswerte an Leonard ist: Üblicherweise verlieren beim Tennis diejenigen Spieler, die sich aufregen, die schreien und meckern, erst die Nerven und dann das Spiel. Nicht so bei Leonard. Er führt regelmäßig nach jedem verschlagenen Ball oder Fehler einen peinlichen Affentanz auf, aber trotzdem schwächt ihn das nicht in seinem Spiel. Den Gegner und die Spieler auf den anderen Plätzen hingegen schon.

Das Erstaunliche ist: Die Trainer unternehmen nur wenig gegen dieses Verhalten; auch nicht die von übergeordneten Bezirks- und Landesverbänden, von denen etliche der großen Turniere ausgerichtet werden. Es gibt zwar anfangs ein paar Hinweise, wie man sich auf dem Platz zu verhalten hat, aber es folgen keine Sanktionen, Strafen oder Suspendierungen, höchstens mal eine freundliche Ermahnung. Vielleicht denken die Trainer an Typen wie John McEnroe, der während seiner aktiven Zeit ebenfalls ein großer Rüpel war und ständig vor sich hin fluchte, mit dem Schiedsrichter diskutierte und sogar seine Gegner beschimpfte – und trotzdem etliche Turniere gewann.

Vielleicht haben sie früher auch selbst unangenehme Erfahrungen mit ihren Gegnern gemacht und sich darüber geärgert, dass sie nicht besser darauf vorbereitet waren. Ein

Kollege, der selbst ein sehr guter Tennisspieler war (und noch ist), berichtet von seinem Jugendtrainer, der früher sogar gelegentlich im Davis-Cup für sein Land antrat. Immer wenn er nach dem Spiel ans Netz ging, um dem Gegner die Hand zu schütteln, wobei man sich üblicherweise gegenseitig ein »Gutes Spiel« oder »Good Game« versichert, spuckte er sich vorher in die Hand. Er hatte nur Rotz für seinen Gegner übrig und wollte das mit seinem Verhalten auch zum Ausdruck bringen.

Aber bei den zuvor geschilderten Fällen geht es um Kinder, um Neun-, Zehn- oder Elfjährige. Ihnen müsste man doch noch beibringen können, wie man sich auf dem Tennisplatz verhält und dass es neben dem Wettkampf auch darum geht, den Gegner zu respektieren und andere Spieler – etwa auf benachbarten Plätzen – nicht zu stören.

Aber vermutlich denken sich Trainer wie Eltern, dass es nun mal zur Schule des Lebens gehört, mit Fieslingen umgehen zu lernen, sich von Störmanövern nicht aus der Ruhe bringen zu lassen und schon früh zu erkennen, dass das Leben kein Ponyhof ist und man selber ein paar Tricks draufhaben muss, um weiterzukommen. Diese Erfahrungen muss schließlich jeder einmal machen. Wer weiß, vielleicht sollen Kinder diese Spur Unfairness, Coolness und Cleverness frühzeitig lernen, weil: Idioten gibt es schließlich überall.

Bemerkenswert allerdings: Sowohl Sebastian als auch Leonard trafen kürzlich bei hochklassigen Jugendturnieren auf ähnlich starke Gegner. Zunächst führten sowohl Sebastian als auch Leonard in ihren Matches. Sie machten ihre üblichen Mätzchen; täuschten, tricksten, schummelten und lamentierten, wenn es mal nicht so gut lief. Die Eltern der anderen Kinder, die hinter einer Glastrennwand zuschauten, waren genervt.

Die Eltern von Sebastian und Leonard unternahmen hingegen wie üblich nichts. Dann wurde es den Gegnern irgendwann zu bunt. Obwohl erst elf Jahre alt, unterbrachen sie das Spiel und gingen in aller Ruhe zur Turnierleitung und verlangten nach einem Oberschiedsrichter. Von da an nahmen beide Spiele eine andere Wendung, und nicht Sebastian und Leonard gewannen, sondern ihre Gegner. Die freuten sich und lächelten still vor sich hin. Sebastian und Leonard schrien herum und warfen ihre Schläger übers Feld.

Frechheit siegt? Nicht immer. Und offenbar erst recht nicht, wenn man es früh genug unterbindet.

Okay, er war aus

Wie tief es im Denken von Jugendsportlern verankert ist, nicht freiwillig zuzugeben, was der eigenen Mannschaft auch nur ein bisschen schaden könnte, zeigt eine Begebenheit, die sich während eines Basketballspiels zugetragen hat, zwei U16-Mannschaften traten in der Bezirksliga gegeneinander an. Die Heimmannschaft hatte vor dem eigenen Korb den Ball ergattert und setzte zum Gegenangriff an. Die Spieler hatten schon die Mittellinie überquert, und der Angreifer auf der rechten Seite warf zu seinem Mitspieler auf links. Im Zurücklaufen berührte allerdings ein Gegenspieler von der Auswärtsmannschaft den Ball und lenkte ihn ins Aus, so dass der Angriff unterbunden wurde.

Der Schiedsrichter wollte einen Einwurf für die Auswärtsmannschaft geben, er hatte übersehen, dass ein Spieler dieses Teams gerade seine Hände im Spiel hatte. Alle anderen, die Spieler auf dem Feld und die vielleicht 20 Zuschauer hatten jedoch sehr wohl bemerkt, was passiert war. Es kam

Unruhe auf, die Heimmannschaft protestierte, einige Zuschauer riefen: »Gib doch zu, wie es war.«

Die Schiedsrichter hatten inzwischen mitbekommen, dass die Entscheidung eventuell falsch war. »Hast du den Ball noch berührt?«, fragte der Referee. Der 15-Jährige zuckte mit den Schultern und tat zunächst unwissend. »Heißt das nun ja oder nein?«, hakte der Schiedsrichter nach. »Ja schon«, sagte der Spieler und gab endlich zu, dass er den Ball noch berührt hatte. »Okay, er war aus«, murmelte er noch.

Die Zuschauer beklatschten das erzwungenermaßen faire Verhalten, und die Heimmannschaft bekam den Einwurf zugesprochen, wie es auch nach dem Spielverlauf richtig war. Eigentlich ein komisches Zeichen: Das Publikum applaudiert dafür, dass ein Spieler so aufrichtig ist, das zuzugeben, was sowieso alle gesehen haben – außer dem Schiedsrichter. Offenbar ist Ehrlichkeit eine äußerst seltene Tugend im Sport, die – wenn sie doch einmal zutage tritt – heftig gefeiert werden muss.

9
Lernen von falschen Vorbildern: Sport als Spiegel der Gesellschaft

> »Das Fußballspiel ist rituelle Jagd,
> stilisierter Kampf und symbolisches Geschehen.«
> *Desmond Morris, Evolutionsbiologe*

Leider sind nicht nur unfähige und überforderte Trainer daran beteiligt, dass sich Kinder manchmal schon in jungen Jahren verletzen und bleibende Schäden davontragen. Eine mindestens so große Rolle – und deutlich mehr Verantwortung – haben die Eltern.

Die Rolle der Eltern

Manche Eltern sind gar nicht dabei, wenn ihre Kinder am Wochenende ein Fußballspiel oder Tennismatch austragen, andere übernehmen lediglich die Fahrdienste und stehen ansonsten schweigend am Spielfeldrand. Es gibt aber auch jene Spezies unter den Eltern, die lauthals Anweisungen gibt und dabei sogar den Trainer übertönt und in seiner Autorität anzweifelt. Die ihr Kind zum Weiterspielen auffordern und anheizen, wenn es bereits über den Platz humpelt und schmerzverzerrt das Gesicht verzieht. Oder die, nachdem der Trainer gerade festgelegt hat, wer den Freistoß schießen soll, über den Platz brüllen, dass Ihr Sohn aber bitte schön jetzt dran ist und den Freistoß schießen wird.

Manchmal tritt auch die fehlende Kinderstube eklatant zutage, und zwar bereits in ganz jungen Jahren. Im Lokalderby zweier Mannschaften von Achtjährigen standen sich die Nachbarorte gegenüber, die seit jeher eine ausgeprägte Rivalität pflegen. Das Spiel wurde verbissen geführt, neben dem Platz noch stärker als auf dem Platz. Aber auch die Kinder schenkten sich nichts. Als der Schiedsrichter die Spieler zu mäßigen versuchte, tickte eines der Kinder aus: »Von dir altem W… lasse ich mir gar nichts sagen«, sagte ein Achtjähriger zu dem 52-jährigen Referee, der das Spiel leitete.

Der Schiedsrichter blieb ruhig, zeigte dem Kind die Rote Karte und stellte es vom Platz. Alle auf dem Spielfeld hatten gehört, was das Kind zum Unparteiischen gesagt hatte, nicht nur die Spieler, sondern auch die vielleicht 20 Zuschauer, darunter zumeist Eltern. Der Vater des Jungen sah jedoch nicht ein, dass sich sein Sohn danebenbenommen hatte, sondern gab dem Schiedsrichter die Schuld. Er kritisierte die aus seiner Sicht übertrieben harte Strafe und rief zum Schiedsrichter: »Er ist doch noch ein Kind.«

Gerade weil er noch ein Kind ist, hätte der Sohn ermahnt und dazu aufgefordert werden sollen, sich beim Schiedsrichter zu entschuldigen – oder der Vater hätte es stellvertretend tun müssen. Stattdessen verteidigte er das unakzeptable Verhalten seines Kindes. Bei dem Kind muss das Signal angekommen sein: Egal, wie unverschämt ich mich verhalte, das ist schon in Ordnung so und hat keine weiteren Konsequenzen.

Viele Kinder werden in Watte gepackt, verteidigt und müssen so den Eindruck haben, sich alles erlauben zu können. Äußere Autoritäten wie der Schiedsrichter verlieren früh an Akzeptanz und Respekt, wenn bereits Achtjährigen die Wahrnehmung dafür fehlt, was sie sich gegenüber Erwachsenen erlauben können und was nicht. Man möchte sich nicht vorstellen, wie diese Kinder dann als 16-Jährige mit anderen umgehen.

Es ist ein natürlicher Reflex und prinzipiell verständlich, dass Eltern ihre Kinder in Schutz nehmen und verteidigen. Dies hat allerdings Grenzen, wenn die Linien des Anstands und Respekts auf so eklatante Weise verletzt werden und die Kinder sich in einer Kuschelzone wähnen, in der sie sich alles erlauben können, ohne dass es Konsequenzen hat. Wenig überraschend nehmen denn auch die Fälle zu, in denen Jugendspiele eskalieren und es zum Spielabbruch kommt, nachdem zuerst aufgebrachte Kinder und dann aufgebrachte Eltern den Schiedsrichter beleidigen oder gar attackieren.

Der bewegte Mann – schädliche Väter am Spielfeldrand

Die Äußerungen muss man sich einzeln und in aller Deutlichkeit zu Gemüte führen: »Bewegungslegastheniker« und »Spiel endlich richtig, du Kackarschmongole!« gehören sicher zu den besonders heftigen Beleidigungen. Aber auch »Du Blinder!«, »Jabbel nicht, dreh dich um«, »Schlimmer geht es doch gar nicht«, »Komischer Vogel«, »Idiot«, »Diese blöden Kinder«, »Ich glaube, ich werde blind«, »Da hinten brauchen die keinen, der in der Nase bohrt«, »Schlafen kannst du zu Hause« oder »Das war eine Zangengeburt eben!«, sind üble Verunglimpfungen.

Diese Beschimpfungen fielen nicht etwa auf dem Schulhof unter Gleichaltrigen oder während einer Rangelei auf dem Bolzplatz, sondern sie kamen von »besorgten« Eltern. Väter und Mütter ließen die abfälligen Bemerkungen während eines Fußballturniers in Richtung ihrer Kinder los, wenn diese sich auf dem Platz nicht so verhielten und den Einsatz zeigten, den Väter (und auch Mütter) sich vorstellten. Es handelte sich bei den Kindern aber nicht etwa um fast erwachsene A-Jugendliche, sondern um Sechs- bis Zehnjährige. Der Sportwissenschaftler Gunter Pilz hat die Einstellung von Kindern, Trainern und Eltern zum Fairplay im Wettkampffußball untersucht und dabei viele ernüchternde Einsichten auf und neben dem Spielfeld gewonnen.[1]

Die Kinder beklagen denn auch – wenig überraschend bei derartig heftigen Schimpftiraden –, dass mit zunehmender Erfolgsorientierung der Spaß beim Fußballspielen mehr und mehr verlorengehe. Und wenn der Erfolg immer wichtiger wird, rückt der Gedanke an Fairplay zunehmend in den Hintergrund. Sportwissenschaftler Pilz sieht gar einen »sportspezifischen Selektionsprozess«, bei dem aufgrund der Erfolgsorientierung im Lauf der vereinssportlichen Karriere gerade jene Jugendlichen, die ein ausgeprägtes Verständnis für Fairplay haben, auf der Strecke bleiben. Was für ein trostloses Fazit: Wer sich zu sehr um Anstand und Respekt bemüht, hat auf Dauer im Sportverein wenig Chancen.

Die Trainer könnten die Eltern natürlich zur Räson rufen, was manche von ihnen auch tatsächlich tun. Insgesamt sind sie jedoch nicht gerade diejenigen, die den Fairplay-Gedanken vorantreiben und den ihnen anvertrauten Kindern nahelegen. Im Gegenteil. Als in Niedersachsen vor einigen Jahren ein Fairplay-Pokal eingeführt wurde, waren etliche Übungsleiter vor allem skeptisch: »Nun müssen wir aber aufpassen, dass die Jungs nicht vor lauter Fairness vergessen, erfolgreich zu spielen«, sagte ein C-Jugendtrainer, nachdem der Fairness-Cup gerade angekündigt worden war.

Noch deutlicher äußerte sich in den Erhebungen von Pilz ein niedersächsischer C-Jugendauswahltrainer, also ein Trainer, der die besonders talentierten Spieler um sich sammelt: »Das Fairplay wird viel zu hoch gehängt. Ich werde bezahlt, um erfolgreich zu sein, und da kann ich keine Rücksichten auf Fairplay-Bemühungen nehmen. Wenn ein Mittelstürmer durchgeht, dann erwarte ich von meinem Libero oder Vorstopper, wenn der andere zu schnell ist, dann erwarte ich nicht, dass er ihn ummäht, um das einmal so zu sagen, aber es wird auch viel geredet von einem humanen Foul. Zum Beispiel dass er sich davorstellt, ihn blockt, das heißt sperrt ohne Ball. Das ist aber immer noch eine vernünftige Sache, das heißt ja nicht, dass er ihn gesundheitlich schädigen soll. Aber das erwarte ich von einem Spieler, und da zeigt sich sicherlich einerseits eine gewisse Unsportlichkeit, die durch die Regeln auch geahndet wird, aber auf der anderen Seite auch eine gewisse Cleverness. Und wenn das nicht mehr der Fall ist, dann werden wir im Fußball sicherlich viele Einbußen haben.«

Im Klartext heißt das: Fairplay ist ja gut und schön, aber wenn es darauf ankommt und der Erfolg in Gefahr ist, sind Fouls unumgänglich und werden von Trainern nicht nur geduldet, sondern sogar eingefordert. Möglichst schonend zwar, aber Foul spielen sollen sie trotzdem. Clever ist demnach der, der im richtigen Moment hinlangt. Der Ehrliche ist der Dumme – und riskiert nicht nur eine Niederlage für sein Team, sondern auch einen Rüffel vom Trainer. Statt im Sportverein Anstand und Respekt zu lernen, bekommen die Kinder und Jugendlichen schon früh den »erfolgssportlichen Prozess der Erziehung zur Unfairness« nahegelegt, wie das düster-resignative Fazit von Pilz lautet.

Vorbildliche Profis? Erfolg auf Kosten der Gesundheit

>»Das wird alles von den Medien hochsterilisiert.«
>
>*Bruno Labbadia, ehemaliger Bundesligaprofi, jetzt Trainer*

Im Länderspiel der Niederlande gegen Ungarn am 5. Juni 2010 zog sich Arjen Robben einen schweren Muskelfaserriss zu. Die Verletzung war für den stürmischen Holländer und sein Team besonders bitter, weil die Fußballweltmeisterschaft 2010 in Südafrika unmittelbar bevorstand. Für jeden Fußballer ist es das Größte, bei einer WM anzutreten, und Robben war einer der wichtigsten Spieler für das niederländische Team.

Ehrgeiz und der Wille zum Erfolg waren den Niederländern offenbar wichtiger als Rücksicht auf die Gesundheit eines ihrer besten Spieler. Robben machte die ersten beiden Gruppenspiele zwar nicht mit, wurde während der Weltmeisterschaft aber immer wieder eingesetzt. Zunächst als Einwechselspieler am 24. Juni gegen Kamerun, keine drei Wochen nach seiner schweren Verletzung.

Ein paar Tage später gegen die Slowakei, Brasilien und Uruguay stand er sogar wieder in der Startelf. Auch das Endspiel, das die Niederlande am 11. Juli 2010 gegen Spanien verloren, bestritt er – dort hatte er sogar die große Chance zur Führung, scheiterte aber am spanischen Torwart Iker Casillas. Üblicherweise braucht ein Spieler nach einem Muskelfaserriss zehn oder zwölf Wochen Pause, manchmal sogar deutlich länger.

Nach der WM entbrannte ein Streit zwischen Robbens Verein, dem FC Bayern München, und dem Team der Niederlande. Der Mannschaftsarzt der Bayern, Hans-Wilhelm Müller-Wohlfahrt, verordnete Robben zunächst Ruhe und

Erholung nach der WM. Die komplette Hinrunde der Saison 2010/2011 setzte er aus. Erst im Januar 2011 kam der Niederländer wieder für die Bayern zum Einsatz, erst nach dieser langen Zeit war sein Muskelfaserriss vollständig ausgeheilt.

Die Bayern warfen den Niederländern vor, Robbens Gesundheit fahrlässig aufs Spiel gesetzt und den WM-Erfolg über alles gestellt zu haben. Zudem ging es auch um Geld. Beide Seiten einigten sich schließlich auf eine besondere Form des Schadensersatzes. Für den Mai 2012 wurde ein Freundschaftsspiel zwischen den Niederlanden und dem FC Bayern vereinbart, um die Münchner für den Ausfall Robbens zu entschädigen.

Es geht hier zwar um hochbezahlte Profis und nicht um Amateure oder gar den Jugendsport. Und bei den Profis ist eine Menge Geld, Ehrgeiz und Prestige im Spiel. Aber das Muster gibt es auch in den unteren Klassen und auch bei Kindern. Wenn ein wichtiger Spieler angeschlagen ist oder Schmerzen hat, wird er zumeist doch auf den Platz geschickt, »um zu sehen, ob es geht«. Die Spieler tragen mit ihrem Stolz und dieser Ein-Indianer-kennt-keinen-Schmerz-Haltung oft selbst dazu bei. Und die Trainer sind häufig leider ungeeignet, um die Spieler vor sich selbst zu schützen.

Ein Beispiel dafür ist der Umgang mit Platzwunden am Kopf. Sie sind das Ehren- und Verwundetenabzeichen aller Kicker. Besonderen Ruhm erlangen sie, wenn sie trotz blutender Wunde weiterkämpfen, wie der englische Verteidiger Terry Butcher 1990 im WM-Spiel gegen Schweden – hier verbietet sich übrigens jeder Namenswitz. Butcher, ein Spieler wie ein Metzger, scheute trotz blutdurchtränktem Trikot und Kopfverband keinen Kopfball. Ähnlich heroisch rackerte Dieter Hoeneß sich im Pokalfinale 1982 ab, als er mit blutiger Kopfbinde den Siegtreffer zum 4:2 köpfte. 1994 hat der

Blutverband durch die Blitztherapie von Matthias Sammer Konkurrenz bekommen. Der damalige Dortmunder ließ sich seine Platzwunde an der Stirn mit Klammern tackern, während er an der Außenbahn stand.

Eigentlich sind Platzwunden harmlos. Im Gesicht entstehen sie schnell, weil die Haut über Muskeln und Knochen straff gespannt und stark durchblutet ist. Der Blutfluss im Gesicht dient aber nicht nur der Versorgung des Gehirns, sondern auch der Temperaturregulation. Das viele Blut im Kopf soll Hitzköpfen kühlen Kopf verschaffen, bevor sie mit den Schädeln aneinanderrasseln – und das Blut außen am Kopf fließt.

Sport als Kriegsersatz: Helden oder Idioten?

> **»Einige Leute halten Fußball für einen Kampf auf Leben und Tod.**
> **Ich mag diese Einstellung nicht.**
> **Ich versichere Ihnen, dass es weit ernster ist.«**
> *Bill Shankley, englischer Fußball-Manager*

Irgendwann musste ich Dirk Nowitzki öffentlich als Idioten beschimpfen. Es ging leider nicht anders, dabei meinte ich ihn eigentlich nicht persönlich. Ich finde ihn aus der Ferne sehr sympathisch. Bescheiden und bodenständig, zudem mit einer gehörigen Portion Witz ausgestattet. Als Sportler ist er sowieso einer der Größten.

Sein Verhalten während der NBA-Finalserie 2011 war allerdings alles andere als großartig, sondern eher – idiotisch. Sein Team, die Dallas Mavericks, hatte sich bis in die Finalrunde vorgekämpft, und Nowitzki hatte mit seinen Punkten, seinem Kampfeswillen und Teamgeist entscheidend Anteil daran. Überhaupt war der Wandel der Mavericks von einem Team, das ständig verlor und nur nicht aus der NBA abgestiegen ist, weil man aus der amerikanischen Profiliga nicht absteigen kann, sondern sich die Zugehörigkeit erkauft, mehr als ungewöhnlich. Nach beharrlicher Steigerung spielte das Team um den 2,13-Mann aus Franken nun plötzlich um den Titel mit.

Verständlich, wenn man alles dafür tun will, um so ein großes Ziel zu erreichen. Ob Nowitzki sich und seiner Mannschaft damit etwas Gutes tat, ist allerdings fraglich. Denn als es zu den entscheidenden Finalspielen gegen die Miami Heats kam, hatte Dirk Nowitzki Fieber. Nicht ein bisschen, sondern richtig. Und wer Fieber hat, der gehört ins Bett und nicht aufs Spielfeld. Um zu dieser Erkenntnis zu gelangen, muss man übrigens kein Arzt sein, das ist gesunder Menschenverstand.

Wenn er unbedingt mit Fieber in der Sporthalle auftauchen wollte, dann bitte nicht auf dem Spielfeld, sondern auf einer Liege. Nowitzki mag persönlich noch so sympathisch und bescheiden wirken, seine sportlichen Leistungen mögen überragend und mit denen von Franz Beckenbauer oder Boris Becker zu vergleichen sein – ein Vorbild ist er mit seinem 39-Grad-Fieber-Einsatz gegen Miami gewiss nicht, im Gegenteil. Erst recht nicht für Kinder.

In der Finalserie der NBA spielen zwei Mannschaften gegeneinander »Best of seven«. Wer nach sieben Spielen die Nase vorn hat, gewinnt die Meisterschaft. Das kann auch schon nach vier Spielen der Fall sein, wenn ein Team die ersten vier Spiele alle für sich entscheidet. In diesem Fall lag Dallas mit 2:1 Spielen gegen Miami zurück, als Nowitzki im vierten Spiel mit Fieber antrat. Er hatte eine schlechte Trefferquote, spielte mäßig, allerdings gelang ihm mit einem

Korbleger kurz vor Schluss der Siegtreffer, so dass die Mavericks mit 2:2 ausglichen.

Man sah ihm während des Spiels an, wie sehr er litt. »Dirk musste viel husten, er konnte kaum sprechen, hat gekeucht«, so ein Teamkamerad über Nowitzki während des Spiels. In den Pausen versteckte er sich unter einem Handtuch, blass, abgekämpft. Er sah aus, als würde er schwitzen und frieren zugleich. Es war eine Qual, das mit anzusehen.

Als ich seinen fiebrigen Einsatz in einem Artikel in der *Süddeutschen Zeitung* kritisierte, gab es empörte Leserbriefe. Ein Auszug daraus: »Wer eine Schlacht gewinnen will, gehört aufs Schlachtfeld, auch mit Fieber – wenn er ein Krieger ist! Dirk Nowitzki ist ein Krieger. Und das NBA-Finale ist Krieg mit sportlichen Mitteln«, schrieb ein Leser in martialischen Worten. »Wer sich als Kämpfer fühlt, wird, wenn irgend möglich, spielen, um die Krone in der National Basketball Association (NBA) ebenso wie gegen den Abstieg in der Basketball-Kreisliga. Leonidas oder Alexander der Große wären mit Fieber nicht im Bett geblieben, Nowitzki ist es auch nicht.«

Krieg, Kampf, Schlacht. Die Feldzüge von Alexander oder Leonidas werden zitiert. Eine Nummer kleiner geht es nicht, denn das ist die Denkweise, die im Sport noch immer vorherrschend ist. Da sollen Profisportler über sich hinauswachsen, zu Helden werden, alles geben und stellvertretend für uns Normalsterbliche Übermenschliches leisten – wenn die Bühne so groß ist und so viel auf dem Spiel steht, ist die Gesundheit nicht so wichtig. A bissel Schwund ist immer, wie man in Bayern sagt.

Was bleibt, ist schließlich größer als ein entzündeter Herzmuskel oder andere Gebrechen. Die Legenden und die Erinnerungen an den Kraftakt werden überdauern, der mit letzter Energie abgeschlossen wurde. Wer will da schon etwas von möglichen Spätfolgen und Komplikationen hören? Der Vergleich mit Alexander dem Großen, mit dem Kampf auf Leben und Tod historischer Heerführer ist sicher kein Zufall. Aber wir reden hier von Sport. Geht es vielleicht auch anders?

Dabei ist die Regel aus ärztlicher Sicht ganz einfach: Wer Fieber hat, gehört ins Bett. Das gilt nicht nur für Kinder, sondern auch für Erwachsene. Auch dann, wenn sie Profisportler sind. An dieser medizinischen Grunderkenntnis hat sich seit Jahrzehnten nichts geändert. Wer sie missachtet, dem drohen lebensgefährliche Entzündungen des Herzmuskels, Nierenleiden und andere schwere Erkrankungen, egal, ob Kind, Erwachsener oder Profisportler. Fieber ist ja keine Krankheit an sich, sondern ein Symptom, das anzeigt, dass im Körper etwas nicht stimmt, zumeist handelt es sich um eine Infektion. Da der Körper bei Fieber ohnehin geschwächt ist und die Immunabwehr überlastet, drohen weitere Infektionen und Gebrechen, wenn man in diesem Zustand auch noch Sport treibt.

In dem sehenswerten Film über Dirk Nowitzki »Der große Wurf« gibt es gleich am Anfang die Szene, in der Nowitzki zu seinem Arzt geht und sich untersuchen lässt. Beide scherzen darüber, was stärker lädiert ist und mehr weh tut, Nowitzkis Hände, Ellbogen, Schultern – oder vielleicht doch der Rücken, die Hüftgelenke oder die Knie. »Alles kaputt«, sagt der Mediziner. »Ich bin ein Wrack«, sagt Nowitzki und lacht. Es ist eine muntere Unterhaltung. Beide wissen, dass es trotzdem irgendwie geht, dass Nowitzki fast immer spielt. Aber gesund ist das nicht.

Und was machen Sportärzte viel zu oft, wenn Spieler lädiert sind? Statt die Spieler nach Hause zu schicken? »Sie spritzen sie fit.« Was nach einer stärkenden Kur klingt, bedeutet, dass die als Alarmsignale wichtigen Empfindungen von Schmerz, Schwäche und Schüttelfrost medikamentös unterdrückt werden, damit der Mensch nicht spürt, dass er aufhören sollte, sein Körper erschöpft ist und eigentlich nicht mehr kann. Das geht so weit, bis er tatsächlich nicht mehr kann. Jedes Jahr sterben Sportler an verschleppten Infektionen und plötzlichem Herztod, einer Komplikation des fiebrigen Treibens. Dass sie die Sportler nicht schonen und ihnen Ruhe verordnen, sondern für den Wettkampf präparieren, dafür sollte man etlichen Sportmedizinern die Zulassung aberkennen.

Doch zurück zur Finalserie. Die nächsten beiden Spiele gewann Dallas ebenfalls, so dass sie 2011 den ersehnten NBA-Titel holten und Nowitzki als wertvollster Spieler der Playoffs ausgezeichnet wurde. Von Reportern wie Fans wurde »Dirkules« als der Größte gefeiert und seine Disziplin und Selbstüberwindung gelobt. Was für ein Unsinn! Natürlich hat hier – vermutlich mit freundlicher Unterstützung der Pharmaindustrie – der Wille über den Körper gesiegt. Wenn Sportler den langersehnten Erfolg zum Greifen nahe sehen, vergessen sie fast alles.

Nowitzki hat aus seiner Sicht die vermutlich letzte Chance genutzt, den NBA-Titel zu gewinnen. Wahrscheinlich wird er deshalb im nächsten Spiel nicht nur mit Fieber und gerissener Fingersehne spielen (auch diese Verletzung plagte ihn in der Finalserie zwischenzeitlich), sondern auch mit Hexenschuss und Schlaganfall. Im letzten Finale läuft er vermutlich enthauptet auf und markiert dann die entscheidenden Punkte. Ein findiger Arzt wird das schon hinkriegen. Und Erwachsene wie Kinder werden dieses Verhalten als vorbildlich feiern.

Professionelles Training? Von wegen!
Vom Kampf zum Krampf

> »Wir haben keine Zeit mehr / Für Politik und Religion /
> Wenn wir an Götter glauben / Dann tragen sie Trikots«
> *Die Toten Hosen: »Ballast der Republik«*

Nach 90 Minuten Pokalfinale im Mai 2014 spielten bei Dortmundern und Bayern die Waden nicht mehr mit. Wer es gesehen hat, wird sich erinnern. Zu erstaunlich war es, dass durchtrainierte Profis während einer handelsüblichen Verlängerung plötzlich einfach nicht mehr konnten. Noch immer kommt die Grundlagenausdauer im Fußballtraining zu kurz. Handballer und Basketballer können da nur lachen – sie sind andere Belastungen gewohnt.

Ähnliches im Pokalfinale 2016. Wieder ist es Mai, wieder gibt es Verlängerung zwischen Borussia Dortmund und Bayern München. Und wieder liegen die Profis immer wieder mit schmerzverzerrtem Gesicht am Boden, weil »die Muskeln zumachen«, wie es in der Fußballersprache heißt. Mats Hummels, Franck Ribéry, Pierre-Emerick Aubameyang, Robert Lewandowski, Marco Reus – sie alle hatten Probleme, die 120 Minuten durchzustehen, oder wurden entkräftet ausgewechselt.

Die Beine der Kicker gehorchten offenbar der alten Fußballerweisheit: »Ein Spiel dauert 90 Minuten.« So lange waren die Endspiele 2014 und 2016 zwischen Borussia Dortmund und dem FC Bayern intensive Duelle: hohe Laufbereitschaft, giftige Zweikämpfe – nur die Tore fehlten. In der Verlängerung war jedoch die Luft raus. Mit Ausnahme der Torhüter konnten die Spieler irgendwann zwischen der 90. und der 120. Minute nicht mehr. Sie hielten sich die Oberschenkel, dehnten verzweifelt ihre Beinmuskeln und schüttelten sich vor Krämpfen.

»Mich hat das auch sehr gewundert, dass so viele Spieler am Limit waren«, sagt Martin Halle, Chef der Sportmedizin an der Technischen Universität München. »Das Training ist ja nicht nur darauf ausgelegt, 90 Minuten durchzuhalten. Auch bei 120 Minuten müsste noch genügend Puffer drin sein.« Offenbar ist es schwierig, gut trainierte Profis dazu zu motivieren, zeitaufwendige Laufeinheiten zu absolvieren, um künftig länger durchzuhalten. Spielzüge, Übungen mit Ball und Torschusstraining machen mehr Spaß. Gerade Spieler, die lange pausiert haben, müssen sich erst wieder ihre Ausdauer erarbeiten.

»Es klingt ja absurd, aber auch bei wohlhabenden Profivereinen gibt es erhebliche Defizite im strukturierten Trainingsaufbau«, sagt Halle. »Besonders die Grundlagenausdauer kommt in vielen Mannschaften zu kurz – das gilt für alle untersuchten Sportarten und eben auch für die höchsten Spielklassen. Die Nachteile zeigen sich auf vielfältige Weise.« Fehlt es an der notwendigen Grundlagenausdauer, »macht der Körper bei stärkerer Belastung nicht mehr mit«, sagt Halle. »Die Profis sind platt und bekommen Krämpfe.«

Zudem steigt durch mangelnde Ausdauer die Verletzungsgefahr rapide an: Wer nach einem Sprint nicht schnell genug regeneriert und erneut in ein Laufduell gezwungen wird, kann seine Bewegungen nicht mehr so gut koordinieren. Die Gelenkstabilität wie auch die Anpassungsreaktionen auf Scherkräfte und Drehbewegungen lassen nach; es kommt eher zu Sehnen- und Bänderrissen, Frakturen und Muskelblessuren. »Man muss sich schon fragen, ob die Methoden wie auch die Vorbereitung des Trainings angemessen sind«, sagt Charité-Sportarzt Wolfarth. »Wichtig sind ein strukturierter Aufbau und die richtigen Übungseinheiten zum richtigen Zeitpunkt.« Wird in der Saisonvorbereitung beispielsweise zu früh nur noch sportartspezifisch trainiert, kann es sein, dass die Spieler noch nicht genügend Kondition, Kraft und Koordination aufgebaut haben, um Slalomdribblings und abrupte Richtungswechsel ohne Schäden zu überstehen.

Wenn Fußballer am Ende der zweiten Halbzeit oder in der Verlängerung Krämpfe bekommen, wird gerne auf ihre anstrengende Saison verwiesen. Die Vierfachbelastung Bundesliga, DFB-Pokal, Champions League und Nationalteam bedeutet für die Spitzenkräfte von Bayern München und dem BVB, dass sie bis zu 60 Begegnungen pro Spielzeit absolvieren.

Da ist der Verschleiß zum Ende der Saison verständlicherweise groß. Einerseits. Andererseits: Die Helden auf dem Rasen sind Profisportler, außer Training und Wettkampf haben sie wenig zu tun. Basketballer und Handballer amüsieren sich sowieso darüber, wenn Kicker über ihre enorme Belastung stöhnen. NBA-Profis stehen in mehr als 80 Basketballbegegnungen auf dem Parkett, manchmal sind es sogar 100. Handballer kommen auf ähnlich viele Einsätze. »Die Grundlagenausdauer darf im Training nicht zu kurz kommen«, sagt Sportmediziner Halle. »Da sind andere Ballsportarten oft deutlich weiter als die Fußballer.« Häufig werde traditionellen Denkmustern gefolgt und noch zu sehr auf Übungen mit dem Ball geachtet und das Konditionstraining vernachlässigt.

Bei südamerikanischen Kickern, die zum Leistungstest in die Sportmedizin kommen, hat Halle beobachtet, dass ihre Ausdauer oft nur mäßig ist. Vom ehemaligen Weltfußballer Ronaldinho ist überliefert, dass er Laufeinheiten im Training gehasst hat und nur zu motivieren war, wenn er den Ball am Fuß führen konnte. Franck Ribéry sprach nach dem Pokalspiel gegen Dortmund davon, dass gegen Ende die Konzentration nachgelassen habe. »Die Konzentration lässt nach, wenn die Kondition nachlässt – und dann steigt auch die Verletzungsgefahr«, sagt Halle. »Zum Schluss geht es darum, wer noch frisch genug ist und dagegenhalten kann. Das entscheidet oft über Sieg und Niederlage.«

Die Lust am Leiden

> »Seither bemühe ich mich, bei jeder leichten Berührung,
> bei jedem Zusammenstoß, bei jedem Foul im Gegner
> zuerst den Menschen zu sehen.«
> *Toni Schumacher, ehemaliger Nationaltorwart, nach seinem*
> *brutalen Foul am französischen Angreifer Battiston*

Natürlich kann es einfach nur Spaß machen. Die Leichtigkeit der Bewegung. Der weiche Waldboden. Die klare Luft und die Ruhe abseits der großen Straßen. Oft ist Laufen jedoch Qual, da muss man sich nichts vormachen. Ob Freizeit-Athlet oder Marathon-Veteran: Sportler quälen ihren Körper – und arbeiten laufend an sich selbst.

»Schmerz ist unvermeidlich. Leiden ist eine Option«, schreibt der japanische Schriftsteller Haruki Murakami in seinem Buch »Wovon ich rede, wenn ich vom Laufen rede«. Aber darum geht es ja eben auch beim gelegentlichen Freizeit-Läufer wie beim Marathon-Veteranen und erst recht bei den Profis: um Selbstdisziplin, Entsagung, Überwindung und schließlich um die Befriedigung, es trotz aller Fährnisse und Widerstände geschafft zu haben.

Man sollte es nur nicht übertreiben: Ihr Blick war glasig, das Gesicht schmerzverzerrt. Die letzten 400 Meter wurden zur Tortur. Gabriela Andersen-Schiess torkelte, knickte immer wieder in der Hüfte ein, hatte Halluzinationen. Für die Stadionrunde, die sie im Coliseum von Los Angeles noch zurückzulegen hatte, benötigte sie sieben Minuten. Die Schweizerin hatte die Kontrolle über sich verloren, aber ihr Durchhaltewillen war stärker als die Rücksicht auf ihren Körper. Sie kam als Siebenunddreißigste des olympischen Marathons 1984 ins Ziel. Dort wurden 41,2 Grad Körpertemperatur bei ihr gemessen. Die Bilder ihrer Qual gingen um die Welt und machten Andersen-Schiess bekannter als Jean Benoit, die Siegerin des Marathonlaufs, der 1984 erstmals für Frauen im olympischen Programm war. Die Schweizerin hatte der Welt mit ihrem Leidensweg zweierlei gezeigt: den Triumph des Willens und die Grimasse eines ins Absurde gesteigerten Sports.

Zwar ist spätestens seit Boris Becker klar, dass die richtige Einstellung zum Sport vor allem ein »mentales Problem« ist. Udo Bölts' Motivationshilfe »Quäl dich, du Sau« kurbelte Jan Ullrichs Trittfrequenz während der Tour de France 1998 an. Doch sind es allein Disziplin und Durchhalteparolen, die Sportler ihren Körper freiwillig bis an die Grenze der Belastbarkeit quälen lassen – und manchmal darüber hinaus? Und: Warum wollen Zuschauer genau dies sehen, die Extremerfahrungen und Grenzüberschreitungen? Und warum wollen wir als Aktive diese Gefühlszustände nacherleben oder zumindest eine Ahnung davon bekommen?

Eine Erklärung für die Lust am Leiden bietet die Biologie. Immerhin gleichen sich die Ekstase beim Liebesrausch und das »Runner's High« des Langstreckenläufers – zumindest biochemisch. Die Moleküle der Gefühle schlagen ähnliche

Wege ein. Der Körper produziert selbst morphinähnliche Substanzen. Bei extremen Belastungen werden Endorphine ausgeschüttet und lösen wohlige Schauer oder Euphorie aus. Ein körpereigenes Belohnungs- und Schutzsystem, das evolutionsgeschichtlich auf der Flucht oder im Kampf letzte Reserven mobilisieren half. Dieses biologische Prinzip findet seine Entsprechung in masochistischen Alltagsweisheiten wie »Ohne Schweiß kein Preis« oder »Per aspera ad astra« – durch Staub und Mühsal zu den Sternen.

Die Popularität sich schindender Sportler ist auch so groß, weil sie Vorbildfunktion übernehmen: Härte gegen sich selbst, Kampfkraft und Disziplin gelten als erstrebenswerte Tugenden. Paavo Nurmi, »der zähe Finne«, der zwischen 1920 und 1928 neun Goldmedaillen im Langstreckenlauf bei Olympischen Spielen gewann, erfüllte dieses Ideal ebenso wie »die tschechische Lokomotive« Emil Zatopek, der 1948 und 1952 viermal Olympiasieger wurde. Sein stampfender Laufstil, der nichts Elegantes hatte, dafür aber nach ehrlicher Arbeit aussah, machte ihn zu Zeiten des Wiederaufbaus auf beiden Seiten des Eisernen Vorhangs zu einem Idol.

Im Westen standen Ausdauerathleten symbolhaft für das Leistungsprinzip des Kapitalismus. In den sozialistischen Ländern konnten Heroen des Sports der Bevölkerung einen Anreiz zur Steigerung der Arbeitsproduktivität bieten. Darin waren sie »Helden der Arbeit« wie Aleksej Stachanow oder Adolf Hennecke, die Akkordvorgaben der kommunistischen Planwirtschaft übererfüllten. Stachanow soll 1935 in einem Bergwerk im Donezbecken in einer Nacht 105 Tonnen Erz gefördert und damit das sowjetische Plansoll von acht Tonnen pro Tag um das Vierzehnfache übertroffen haben. Hennecke brachte es in der DDR zu ähnlich zweifelhaftem Ruhm.

Ein Zusammenhang zwischen Sport und Arbeitswelt besteht nach wie vor. Das Prinzip »schneller, weiter, erfolgreicher« ist zur Optimierungsstrategie des Einzelnen geworden. Der Drill von außen ist durch Selbstkontrolle ersetzt worden. Dabei erlebt der Trainierende unmittelbar, dass seine Bemühungen in kurzer Zeit zu Veränderungen – etwa zu mehr Muskeln oder Ausdauer – führen. Darüber hinaus lassen sich körperliche Verwandlungen als Vertrauensbeweis für die eigene Handlungsfähigkeit verbuchen.

Über die Arbeit am Körper kann man sich für die Arbeitswelt rüsten. Wer Disziplin für regelmäßiges Training aufbringt, so die naheliegende Vermutung, mit dem ist auch im Job etwas anzufangen. Wen würde ein Personalchef bei gleicher Papierform wohl einstellen: den ausgemergelten sehnigen Kollegen, der als Hobby Triathlon angibt, oder den Übergewichtigen, der Fernsehen zu seiner Lieblingsbeschäftigung zählt? Zudem bietet Sport einen der wenigen Bereiche, in denen die aus dem Alltag weitgehend verdrängte Körperlichkeit erwünscht ist. Hier darf und soll gekämpft und gekeucht und geschwitzt werden. Hier führen rauschhafte Zustände und radikale Selbstbezogenheit zum Ziel – was in anderen Gemeinschaftssituationen verpönt ist.

Die Sehnsucht nach Grenzerfahrung und Verausgabung steigt in einer von Sicherheit geprägten Lebenswelt. Manchmal mit dem Risiko der Selbstgefährdung. Die Schilderungen von Läufern am Limit erinnern an die Erweckungserlebnisse religiöser Mystiker. Die Überwältigung durch lange nicht oder nie erlebte Gefühle ist das Ziel – und nicht die tatsächlich erbrachte sportliche Leistung. »Ich erlebe meinen Körper, also bin ich«, ist zum Credo der schwitzenden Aktiven geworden. Wir sind nicht nur zu Managern, sondern auch zu Trainern unserer selbst geworden.

Die wenigen wohlgeformten Körper täuschen allerdings darüber hinweg, dass die Nachfahren der Jäger und Sammler – zumindest in westlichen Gesellschaften – endgültig sesshaft geworden sind. Dass immer mehr Menschen joggend das Niederwild aufscheuchen, ändert nichts an der Trägheit der Masse. Stadtmarathons, Ultraläufe, ja selbst Wüstenläufe verzeichnen zwar Teilnehmerrekorde. Doch prozentual fällt der Übungsfleiß der wenigen Aktiven in Zeiten von Homebanking und Essen auf Rädern kaum ins Gewicht. Das Motto der Pizza-Bringdienste »Sie sitzen, wir flitzen« ist zur Erwartungshaltung von Millionen geworden.

Stellvertretend erleben Spitzensportler die Lust am Leiden. Experten bezweifeln allerdings, dass die Topathleten das Hochgefühl täglich wiederholen können. Endorphinkick und Adrenalinstoß erreichen sie immer seltener. Training besteht ja in der Gewöhnung an die Grenzerfahrung. Die einseitig trainierten Athleten, die als Verkörperung von Leidenschaft, Leistungswille und Ekstase gelten, sind zudem weder gesünder, noch leben sie länger als die Durchschnittsbürger. Sportmediziner wissen: Man sollte den Sport wirklich mögen. Denn die Lebenserwartung lässt sich zwar durch mäßigen, aber regelmäßigen Ausdauersport erhöhen – aber die gewonnene Lebenszeit geht fürs Training drauf.

Pharmakologische Aufbauhilfe:
jeder, wie er's braucht

Der kleine, dicke Mann nahm sich Bauchfleisch vom Grill. Kaum hatte er den ersten Bissen im Mund, begann er sich zu rechtfertigen. Er ist ja nicht der Einzige. Mitarbeiter erklären in der Kantine, dass sie ihr Schnitzel mit Pommes für gesundheitsgefährdend halten. Im Fahrstuhl sagen zerknirschte Kollegen, dass sie besser die Treppe benutzt hätten.

Nun also auch der Mann am Grill. Ein vordergründig reumütiger Sünder. Er redete von versteckten Fetten, zu wenig Bewegung, Stress, so sei das nun mal in Führungspositionen. Während er die sichtbaren Fette seines Grillfleisches verdrückte, wurde er immer zufriedener und streichelte seinen Kugelbauch. Er habe für sich den Weg gefunden. Mit vollem Mund raunte er mir zu, als wollte er Drogen verkaufen: Jeden Tag eine ASS 100! Das mache ich, seit ich 40 bin. Sein Arzt wisse nichts von der Blutverdünnung, das sei seine eigene Strategie im Überlebenskampf. Was willst du machen, die Maschine muss laufen, sagte er. Ich stehe ziemlich unter Druck.

Stress, Druck, Überlastung. So klagen die Stützen der Leistungsgesellschaft, wenn sie sich privat geben. Und nicht nur die. Angestellte, Arbeiter, Arbeitslose – alle fühlen sich permanent überlastet und überfordert. Eine Gesellschaft am Rande, immer kurz vor dem Burnout. Die Statistiken über Fehltage belegen das: Während die meisten Krankheiten, die zu Arbeitsausfällen führen, seltener werden, nehmen die psychischen Diagnosen zu.

Wer trotz ständiger Anspannung mehr Erfolg haben will, hilft sich selbst. Besonders beliebt ist pharmakologische Aufbauhilfe, Dämpfen oder Stimulieren je nach Bedarf. Andere bevorzugen psychologische Unterstützung, Verhaltenstherapie oder Coaching. Doping geht durch alle Schichten und Einkommensklassen, nur nennt es keiner so. Hausfrauen nehmen Mothers little helper, alternde Männer Testosteron, Schüler Ritalin. Jeder, wie er's braucht: aufputschen, runterkommen, wach bleiben, einschlafen.

Kaum ein Konzernchef, leitender Angestellter, Manager

und erst recht kein Politiker, der nicht mit Betablockern, Kalzium-Antagonisten, ACE-Hemmern oder Cholesterin-Senkern unterwegs ist. Nüchtern muss man feststellen: Unser Land ist in den Händen von Leuten, die blockiert, gehemmt oder auf andere Weise runterreguliert sind und in ihrer Freizeit Stimulanzien brauchen oder über glühende Kohlen laufen.

So treibt sich eine Leistungsgesellschaft mit leistungssteigernden Mitteln zu noch mehr Leistung. Wer beschwert sich da über Doping-Geständnisse von Profis? Die sind als Doper, man muss das so sagen, nur eine Randgruppe in kurzen Hosen. Orchestermusiker schlucken vor Konzerten Tranquilizer. Wer eine neue Stelle will, stellt sich für das Bewerbungsgespräch ruhig. Redner besänftigen sich mit Hilfe ihres Arztes oder Apothekers vor Vorträgen, Redegäste vor Talkshows, Moderatoren stimulieren sich mit Alkohol. Popsänger nehmen Muntermacher und einen Haufen legaler wie illegaler Drogen vor Auftritten und machen keinen Hehl daraus. Kampfjet-Piloten schlucken Modafinil, um die Müdigkeit zu überwinden und mehr als 24 Stunden im Cockpit bleiben zu können.

Warum sollten ausgerechnet die Protagonisten im Spitzensport, wo die Konkurrenz im Kampf eins zu eins oder nach einem Massenstart viel unmittelbarer ausgetragen wird, auf leistungssteigernde Mittel verzichten? Wenn mehr oder weniger die ganze Gesellschaft gedopt ist, zeugt es von großer Heuchelei, die Disqualifikation von Sportlern zu fordern, ob sie gestanden haben oder überführt worden sind. Heinz Rudolf Kunze, der schwitzende Streber unter den Deutschrockern, hat gesungen: »Wir leben alle auf Kredit und auf Rezept.« Schwitzen ist eine Nebenwirkung vieler Medikamente, aber Kunze hat ja recht.

Im Sport gilt Doping als Betrug. Dabei handelt es sich ähnlich wie bei der Einnahme von Drogen um ein selbstschädigendes Verhalten, und wenn schon um ein Verbrechen, dann um ein opferloses. Kinder lernen in der Schule, dass vagabundierende Energien mit freundlicher Unterstützung von Novartis, Roche und Co. gebündelt werden können. Der hyperaktive, aber kreative Chaot, der zuvor kaum mitkam, schreibt plötzlich Einser, nachdem er von Eltern oder Lehrern seine Tabletten bekommen hat. Immer mehr Eltern schicken Kinder, die heute bereits im Alter von zehn Jahren unter einem absurden Leistungsdruck stehen, mit Medikamenten auf die Erfolgsspur.

Das Etikett Aufmerksamkeitsdefizit-Syndrom ist unter Schülern so verbreitet wie Asthma unter Tour-de-France-Teilnehmern. In beiden Fällen scheint die Diagnose eine Behandlung zu rechtfertigen. Unter dem Deckmantel eines vermeintlichen Leidens wird die Leistung gesteigert. Dabei ist die Mehrzahl der Kinder nicht krank, die wegen einer angeblichen Aufmerksamkeitsstörung behandelt werden. Ihre Aufmerksamkeit ist nur nicht da, wo Eltern oder Lehrer sie gerne hätten. Genauso wenig hat die Mehrzahl der Radprofis Asthma. Ihr Lungenvolumen ist nur nicht da, wo es der Teamchef gerne hätte.

Es gibt eine kulturgeschichtliche Tradition, sich auf unlautere Weise Vorteile zu verschaffen. Weil auf die Pharmaindustrie früher wenig Verlass war, mussten Kräuterelixiere und Tinkturen für die Leistungssteigerung herhalten: Der bis auf die Ferse unverwundbare Achill war gedopt, ebenso Siegfried aus den Nibelungen, den bis auf eine Stelle am Rücken, die während der Unverwundbarkeitstherapie ein Blatt bedeckte, kein Pfeil oder Speer durchdringen konnte. Der Unterschied zu den Sporthelden von heute: In diesen

Mythen sind die Doper die Guten. Das hat sich geändert, auch wenn es noch nicht alle gemerkt haben. Jan Ullrich wurde schließlich auch für das Bundesverdienstkreuz vorgeschlagen und ein Besuch der Kanzlerin bei dem gefallenen Radheroen angeregt.

Außerhalb des Sports wird die Konkurrenz zwar selten eins zu eins ausgetragen. Aber auch bei diesem indirekten Leistungskampf geht es letztlich darum, wer am Ende die Nase vorn hat. Musiker buhlen um die meisten Fans und lukrativsten Verträge, Wirtschaftsführer um Bilanzen, Medienmenschen um Auflage und Quoten. Viele der Beteiligten haben das Gefühl, den Leistungskampf nur überstehen zu können, wenn sie ihre Möglichkeiten chemisch steigern.

Dabei ist das Ziel des medikamentösen Tunings nicht, gesund zu bleiben und Krankheiten vorzubeugen. Was zählt, ist, nicht abgehängt zu werden und dann, wenn es eng wird, zulegen zu können. Einen drauflegen, am letzten Anstieg. Noch Körner haben, nennen Radfahrer das. Aus medizinischer Sicht ist es grober Unfug, in drei Wochen mit dem Fahrrad dreieinhalbtausend Kilometer durch Frankreich zu fahren. Gesundheit und Spitzensport aber haben seit jeher nichts miteinander zu tun.

Bertolt Brecht hat früh erkannt: Selbstverständlich ist Sport, nämlich wirklich passionierter Sport und erst recht riskanter Sport, nicht gesund. Da, wo er wirklich etwas mit Kampf, Rekord und Risiko zu tun hat, bedarf es sogar außerordentlicher Anstrengungen des ihn Ausübenden, seine Gesundheit einigermaßen auf der Höhe zu halten.

Umgekehrt befähigt Sport, der gesund ist, weil er den Körper mäßig fordert, nie zu Plätzen in der Spitzengruppe. Hobbysportler wissen das, und auch das hat Brecht schon geahnt, bevor es Laktatwerte und Ergometertests bestätigten:

Boxen zu dem Zweck, den Stuhlgang zu heben, ist kein Sport. Der Zweck des Sports ist natürlich nicht körperliche Ertüchtigung, sondern der Zweck körperlicher Ertüchtigung kann Sport sein.

Mit ständigem Training und pharmakologischer Unterstützung ist es eine Weile möglich, mehr Leistung zu bringen, körperliche Grenzen auszuweiten oder gar zu überwinden. Dabei geht jedoch das Gespür dafür verloren, wie und warum der Körper erschöpft, angespannt, ängstlich oder mit allen Alarmsignalen gleichzeitig reagiert. Dieses Gefühl wird weggedämpft oder aufgeputscht. Die Leistungen befriedigen die Sportler nicht mehr. Der Endorphinkick und Adrenalinstoß, wenn die Grenze der körperlichen Belastbarkeit überwunden wird, lässt sich nicht täglich wiederholen. Training im Leistungssport besteht ja gerade in der Gewöhnung an diese Grenzerfahrung. Das ist nicht schön. Was der Körper produziert, wenn er ständig getriezt wird, sind schließlich Stresshormone.

Wer sich und sein körperliches Erleben regelmäßig manipuliert, übt zudem den technischen Blick auf die eigene Befindlichkeit ein. Der Lautstärke- und Intensitätsregler wird hier nach oben, dort nach unten gefahren. Dieser technisierte Umgang mit sich selbst hat weite Teile der Gesellschaft erfasst, in Schulen, im Beruf und im Privatleben. Der Sport zeigt die gesellschaftliche Konkurrenz in all ihrer Manipulierbarkeit und mit allen Tricks und Finessen – nur direkter.

Aber das will man doch sehen. Rekorde, Giganten, Monstrositäten. Jarmila Kratochvílová, die tschechische Mittelstreckenläuferin in den frühen achtziger Jahren. Ein Naturereignis. Sie hatte ein Kreuz wie ein Möbelpacker. Ihr Weltrekord über 800 Meter aus dem Jahr 1983 steht noch immer. Wundern hätte man sich längst können: über russische

Kugelstoßerinnen, amerikanische Sprinterinnen und zierliche Fußballtorhüter, die zu Schränken mutieren. Sie seien viel im Kraftraum gewesen, heißt es dann immer. Selbst Ronaldinho, 2002 noch schmal wie Philipp Lahm, hat beachtliche Muskelberge aufgelegt bis 2007.

Sportler sollen Vorbilder für die Jugend sein. Guter Witz, denn mit welchen Vorbildern werden Kinder groß? Asterix, der knollennasige Gallier aus der Heimat des fünfmaligen Tour-de-France-Siegers Bernard Hinault, verschafft sich Vorteile mit Hilfe eines Zaubertranks, wenn es um den Tagessieg geht. Seine um den Lorbeer betrogenen Mitbewerber aus dem Land von Marco Pantani sind zwar, wie Jürgen Emig und Herbert Watterott selig sagen würden, vom Material her besser ausgerüstet, verlieren aber regelmäßig gegen die französischen Betrüger, weil sie gegen deren unlautere Mittel und den Doping-Zaubertrank nichts ausrichten können.

Der Comic-Held Popeye hat Kräfte, die jedes erreichbare Maß übersteigen. Offenbar hat eine Genveränderung dazu geführt, dass ihn Spinat unbesiegbar macht. Genetisch ist wohl auch nur die Wirkung der frühkindlichen Rosskur zu erklären, die Obelix übermenschliche Kräfte verleiht. Ihm wurde nach der Geburt eine Dauerinfusion Zaubertrank verabreicht, was sein Betreuerteam beharrlich als Unfall darstellt.

Die Frage ist nur: Wieso maßt sich eine Gesellschaft, die mehr oder weniger komplett gedopt ist, an, ausgerechnet den Sportlern ihre Drogen und Aufputschmittel madig zu machen?

Spitzenathleten sind nicht das, was wir in ihnen sehen wollen. Ihre Qualen spiegeln jedoch die zwiespältige Haltung des Publikums gegenüber eigenen Ansprüchen wider.

Der Soziologe Zygmunt Baumann hat diese Ambivalenz als doppelte Angst bezeichnet. Einerseits sei da die Angst, niemals den Gipfel zu erreichen (und nicht einmal zu wissen, welcher Weg hinaufführt), andererseits die Angst, ihn tatsächlich zu erklimmen (und nun zu wissen, dass es nicht mehr höher geht).

Paavo Nurmi, der große finnische Langstreckenläufer, hat wohl beides gekannt. Im letzten Interview vor seinem Tod sagte der neunmalige Goldmedaillengewinner bei Olympischen Spielen aus den zwanziger Jahren des vorigen Jahrhunderts, der 24 Weltrekorde aufgestellt hat: »Meine Bilanz ist nüchtern und ehrlich: Ich habe in meinem Leben nichts geleistet.«

Wenn Sport Lug und Trug verstärkt

>»Der Sport ist eine ›grandiose Arbeitsteilung zwischen Gut und Böse des Menschen‹. Es ist einseitig, wenn man immer nur schreibt, dass der Sport zu Kameraden mache, verbinde, einen edlen Wetteifer wecke: Denn ebenso sicher kann man auch behaupten, dass er einem weit verbreiteten Bedürfnis, dem Nebenmenschen eins aufs Dach zu geben oder ihn umzulegen, entgegenkommt, dem Ehrgeiz, der Überlegene zu sein.«
> *Robert Musil: Durch die Brille des Sports, 1925*

Es gibt zwar viele Lobhudeleien auf die schönen Nebenwirkungen des Sports, der nicht nur sportlicher, sondern eben auch sozialer, verantwortungsvoller und respektvoller macht und damit gleichsam eine ideale Schule fürs Leben ist. Manche Zeitgenossen, darunter zahlreiche Wissenschaftler, kommen jedoch zu einem Fazit, das weitaus nüchterner ausfällt.

»Die Welt des Sports verstärkt weitaus öfter, als viele Menschen annehmen, destruktives Verhalten, wie z.B. Betrügen, Doping usw.«, schreibt die amerikanische Sportpsychologin Dorcas Susan Butt. »Wenn Sport und Spiel als wichtige Mittel dienen, um auf das Verhalten als Erwachsener vorzubereiten, muss man vor Boxen und Fußball genauso Angst haben wie vor einem Krieg.«

Das sind sicherlich extreme Positionen, aber es ist ein reizvolles Gedankenspiel, sich zu überlegen, wie viel Leistungsdenken und Gewaltbereitschaft durch den Sport gefördert werden – und wie viel davon als Ehrgeiz, Disziplin, Karrierestreben und Ellbogenmentalität sogar erwünscht sind. Es fragt sich allerdings angesichts vieler Befunde aus dem Kinder- und Jugendbereich, ob diese fragwürdigen Tugenden schon den Sechs- bis Zehnjährigen nahegebracht werden müssen und ob ein Grundschüler tatsächlich lernen muss, dass Cleverness in erster Linie bedeuten kann, im richtigen Moment den Gegner zu foulen und den Schiedsrichter zu täuschen. Wie man es auch sieht, Sport ist in dieser Hinsicht vor allem ein Spiegel der Gesellschaft.

Und der Ehrgeiz steigt. Was der Pisa-Schock vor nunmehr fast fünfzehn Jahren war, findet seine Entsprechung im schlechten Abschneiden der Fußballnationalmannschaft während der Europameisterschaft 2004 in Portugal. Nach dem kläglichen Ausscheiden begann der systematische Aufbau der Jugendarbeit in Leistungsklassen und Fußballinternaten. Die Weltmeister-Generation 2014 um Özil, Neuer, Lahm, Höwedes, Müller, Khedira und Boateng ist zwar daraus hervorgegangen. Im Breitensport hat das aber bei vielen Eltern die Meinung verstärkt: Die Förderung und das Sichtungstraining bei einem Bundesligisten können gar nicht früh genug beginnen.

Die Rolle der Medien

Fußballreporter und Moderatoren sind oft die größten Fans der Sportler, über deren Wettkämpfe sie objektiv berichten sollen. Häufig haben sie selbst viele Jahre den Sport ausgeübt, den sie jetzt mit Kamera, Mikrofon oder Laptop verfolgen. Kein Wunder, dass sie ähnliche Einstellungen haben wie viele Trainer und Spieler, sie können ihre Sozialisation im Umfeld des Sports nicht verleugnen. Ein Beispiel dafür war nach dem verlorenen Halbfinale im Hinspiel des FC Bayern gegen Atletico Madrid vom TV-Publikum zu sehen. Die Bayern hatten das Hinspiel 1:0 verloren, dem einzigen Tor war ein bemerkenswertes Solo eines spanischen Spielers vorausgegangen.

»Ich will hier nicht zur Gewalt aufrufen, aber hätten die Bayern da nicht ein Bein rausstellen müssen«, fragte ZDF-Moderator Jochen Breyer den Bayern-Kapitän Philipp Lahm, als die beiden nach dem Spiel nochmals die Szene anschauten, die zum Gegentor geführt hatte. Diese Bemerkung zeigt die »aufgeklärte« Haltung vieler Menschen zum Sport. Klar, wir wissen, dass Fouls nicht schön sind und man den Gegner keinesfalls absichtlich verletzen sollte. Aber unter uns, Sportsfreunde, wir kennen doch alle auch jene Situationen, in denen ein kurzer Rempler, ein kleiner Tritt gegen den Knöchel – oder eben ein »rausgestelltes« Bein, das den Gegner am Weiterlaufen hindert – manchmal unumgänglich sind.

Es geht hier übrigens nicht darum, dass ein Reporter-Haudegen auf seine alten Tage überkommene Weisheiten verbreiten darf. Solche Ansichten sind unabhängig vom Alter – und Jochen Breyer gehört bei den öffentlich-rechtlichen Sendern zu den jungen Talenten – er ist 1982 geboren.

10
Was sich ändern muss

Verbände und Vereine in der Pflicht:
die Ausbildung der Trainer verbessern

Man kann es nicht oft genug betonen: Wenn Jugendtrainer, Sportlehrer oder andere Übungsleiter im Verein ein falsches oder gar gefährliches Training anbieten, handeln sie nicht böswillig. Aber ihr guter Wille allein reicht eben in vielen Fällen nicht aus, um Überlastungen, Verletzungen und Spätfolgen zu verhindern. »Die meisten Jugendtrainer im Breitensport haben kaum Ahnung«, sagt Sportmediziner Martin Halle. »Es gibt tolle Ausnahmen, aber insgesamt ist das Bewusstsein für richtiges Training und Verletzungsprävention zu wenig vorhanden.«

»Die Trainerausbildung von den Verbänden ist gut, wird aber viel zu wenig wahrgenommen«, sagt Andreas Nieß. »Zu viele Trainer in den Vereinen schwören noch auf veraltete Methoden. Sie schieben dann ihre Erfahrung vor, nach dem Motto: Wir hatten damit doch immer Erfolg.« Weil sich von allein wenig ändert und zu wenige Übungsleiter von sich aus einsehen, dass sie sich fortbilden sollten, sind übergeordnete Instanzen gefragt.

»Wichtig ist die regelmäßige Ausbildung und Fortbildung der Jugendtrainer«, sagt Bernd Wolfarth, Chef der Sportmedizin an der Berliner Charité. »Hierzu müssen die Vereine und Verbände in die Pflicht genommen werden. Die Richtung ist ganz einfach: Der Verband muss es den Vereinen verbindlich ans Herz legen und bestimmte Auflagen der

Fortbildung zur Bedingung machen, etwa die Ausbildung der Trainer. Und die Vereine müssen die wichtigsten Trainingsinhalte dann ihren Trainern vermitteln.«

Der Fußball nimmt, gerade weil er in Deutschland der Volkssport Nummer eins ist, eine besonders privilegierte Rolle ein. Der Deutsche Fußball-Bund (DFB) ist der mitgliederstärkste nationale Sportverband der Welt mit ungefähr 6,8 Millionen Mitgliedern und immensen Einnahmen über Mitgliedsbeiträge, Werbung, Verpachtung, Vermögensverwaltung und Fernsehrechte von jährlich mehr als 90 Millionen Euro. Im DFB sind mehr als 25 000 Fußballvereine organisiert, und verteilt über alle Altersklassen nehmen fast 165 000 Männer- und Frauen-Mannschaften am Spielbetrieb teil. Mehr als 90 Prozent der Trainer im Breitensport haben jedoch keine sportwissenschaftliche Schulung oder Fortbildung mitgemacht.

Diese Zahlen verdeutlichen, dass aber gerade im Fußball genügend Ressourcen zur Verfügung stehen müssten, um Trainer ausreichend auszubilden und die Jugendarbeit auf diese Weise zu fördern. Der Verband ist wohlhabend, die Vereine sind mitgliederstark und stehen deswegen auch finanziell zumeist auf einer soliden Basis.

Ein Trainerlehrgang kostet etwa 800 Euro, viele Vereine bezuschussen den Besuch und übernehmen die Hälfte oder gar zwei Drittel der Kosten, wenn jemand aus ihren Reihen dafür aufgeschlossen ist.

Diese fehlende Bereitschaft ist allerdings genau das Problem. »Ich habe selber jahrelang gespielt, das brauche ich nicht«, ist die Einstellung vieler ehrenamtlicher Trainer. Zudem beträgt der Zeitaufwand eines Fußballtrainerlehrgangs für den Jugendbereich immerhin drei Wochen, in denen eben nicht nur taktische und spielerische, sondern auch sportmedizinische und physiologische Inhalte auf dem Programm stehen.

Den meisten ehrenamtlichen Jugendtrainern fehlt die Zeit für diese so wichtige Fortbildung. Etliche haben aber auch das Gefühl, ihre eigene langjährige Erfahrung als Spieler (und später als Trainer) sei Qualifikation genug, um ein paar Kinder oder Jugendliche zu trainieren. Ich habe selbst 20 Jahre Fußball (oder Handball, Basketball, Hockey) gespielt, was soll man mir da noch beibringen? Wer diese Einstellung hat, kommt gar nicht erst auf die Idee, dass es gut wäre, noch etwas über das »richtige« Training und die passende Art der Belastung in verschiedenen Altersklassen zu lernen.

Allerdings fehlen in der Trainerausbildung in den meisten Sportarten niedrigschwellige Angebote, die den Übungsleitern eine Fort- oder Weiterbildung ermöglichen, ohne dass sie dafür gleich ein dreiwöchiges Seminar besuchen müssen. »Es gibt keinen Trainerschein light. Das ist ein erheblicher Aufwand«, sagt ein Jugendschwimmtrainer. »Das mache ich nicht. Ich bilde mich anders fort.«

Angebote für individuelle Fortbildungen gibt es schließlich genug. Bücher, Videos, Schulungen, Zeitschriften für die Trainingslehre sind mittlerweile in hoher Qualität und für fast jede Sportart zu haben. Im Internet finden sich nicht nur detaillierte Trainingspläne, sondern auch von Sportverbänden erstellte und wissenschaftlich abgesicherte Informationen zum idealen Trainingsaufbau. Das Fifa-Programm »11+«, das auch auf der DFB-Webseite dargestellt ist, zeigt auf vorbildliche Weise, wie ein umsichtiges Aufwärmprogramm aussehen kann, das bis zu 50 Prozent der Verletzungen verhindern hilft.[1] Es ist für Profis wie für Breitensportler ab vierzehn Jahren zu empfehlen. Aber auch für das Training von jüngeren Kindern gibt es hervorragendes Schulungsmaterial.

Kaum ein erfahrener Trainer lehnt es zudem ab, jüngere oder unerfahrenere Kollegen bei sich hospitieren zu lassen. Auch Pep Guardiola hatte zu seiner Zeit beim FC Bayern immer wieder lernwillige Gäste – Bundesligatrainer wie Thomas Tuchel oder Julian Nagelsmann haben sich ebenfalls bei erfahrenen Kollegen umgeschaut und von ihnen gelernt. Warum sollte nicht auch ein Trainer der Kreisliga einen gut ausgebildeten Kollegen aus der Bezirksklasse fragen, ob er sich dessen Training anschauen und mit ihm den optimalen Aufbau besprechen kann?

Aber auch andere Möglichkeiten der Fortbildung für Trainer gibt es zuhauf: Die »Ballschule Heidelberg« fördert die Bewegung von Kindern und Jugendlichen, bietet aber auch regelmäßig Aus- und Weiterbildungen für Übungsleiter an. Im Handball wurde 2007 das Jugendzertifikat als ligaübergreifendes Gütesiegel geschaffen. Dabei werden diverse Kriterien geprüft, beispielsweise wie ausgereift die Betreuungs- und Ausbildungskonzepte sind, wie es um die Qualität des Trainerstabes bestellt ist sowie um das Team und das Training.

Im Fußball leisten die Fußballschulen der Proficlubs zumeist vorbildliche Arbeit und kümmern sich zudem darum, dass die Jugendlichen vor lauter Sport nicht ihre schulische Ausbildung vernachlässigen. Im Breitensportbereich werden diese Angebote jedoch viel zu wenig angenommen. »Es liegt an den Leuten, wenn sie das nicht wahrnehmen«, sagt ein Verbandstrainer, der nicht namentlich genannt werden möchte. »Aber das kann einen schon frustrieren, wie wenig da von den Vereinen kommt.«

Seit 2013 werden in den jüngsten Ligen des Jugendfußballs die Eltern dazu aufgefordert, mehr Abstand zum Spielfeldrand zu halten und das Fairplay stärker in den Vordergrund zu stellen. Eine Linie in mehreren Metern Entfernung kennzeichnet die Grenze. Schiedsrichter sind nicht vorgesehen, die Kinder sollen selbst zu einer Lösung finden. Eltern sollen sich raushalten. Diese Notlösung ist der Tatsache geschuldet, dass gerade bei den Acht- oder Neunjährigen die Einmischung der Eltern unerträgliche Ausmaße angenommen hat und die Zwischenrufe und Beleidigungen die Atmosphäre aufgeheizt und für Schiedsrichter wie Spieler nicht mehr angenehm war.

Trotzdem ist dies der richtige Weg. Eltern müssen lernen, dass sie ihren Kindern und dem Spiel mehr schaden als nutzen, wenn sie mit nörgelnden Kommentaren, Beschimpfungen und Anweisungen, die eigentlich nur vom Trainer kommen sollten, das Spiel zu beeinflussen versuchen.

Viele Kinder schauen die Hälfte des Spiels zu ihren herumfuchtelnden Vätern und Müttern, statt sich auf das Match zu konzentrieren. Und nach einem Fehler geht der Blick auch sofort an die Seitenlinie, um zu erkennen, ob die Eltern wütend sind.

Die besten Trainer für die jüngsten Jahrgänge

Viele Trainer im Jugendbereich sind »Schwellentrainer« – sie überlegen sich ihr Training erst an der Schwelle zur Turnhalle oder zum Trainingsplatz. »Das ist ein Problem, dass sich manche Trainer gar keine Gedanken darüber machen, was sie anstellen. Sie haben keinen Plan«, sagt Lutz Reichel, Jugendbezirkstrainer im Handball. »Viele sehen auch keine falschen Bewegungen – und wenn sie doch welche erkennen, dann wissen sie nicht, wie sie die korrigieren sollen.«

Gerade im Training vieler Jugendmannschaften ist das zu

beobachten. Dafür sind zumindest im Breitensport nur ganz
selten ausgebildete Trainer zuständig, sondern zumeist junge Spieler aus der Herrenmannschaft oder ältere Jugendliche. »Die wissen dann manchmal gar nicht, was sie machen
sollen«, sagt Reichel. »Die Kinder erzählen hinterher, dass
sie 20 Minuten Mattenrutschen gemacht haben.« Dabei werfen sich die Jugendlichen mit dem Bauch voraus auf die großen Weichbodenmatten und versuchen die Plastikungetüme
auf diese Weise von einer Seite der Halle auf die andere zu
bugsieren. Macht vielleicht ein paar Minuten Spaß, ist aber
keine sinnvolle Methode, um Beweglichkeit und Koordination zu schulen.

Und wenn es ganz dumm läuft, sitzen die jugendlichen
Jugendtrainer in Socken in der Hallenecke oder am Spielfeldrand und bearbeiten ihr Smartphone, statt den Kindern ein
sinnvolles Training anzubieten. Teils, weil sie es nicht wollen, teils, weil sie es selbst nicht anders gelernt haben.

Übernehmen weitgehend unbedarfte Eltern das Training,
deren einzige Qualifikation darin besteht, selbst mal vor 20
oder 30 Jahren den Sport ausgeübt zu haben, drohen andere
Gefahren. Alte, längst verpönte Trainingsinhalte werden
weitergegeben – oder die ehrgeizigen und übereifrigen Hob-
bytrainer erkennen nicht, wenn sie die Kinder überfordern
und überlasten.

Dabei gibt es auch für Jugendtrainer in vielen Sportarten
Schulungen und Fortbildungen wie etwa das »Jugend-Zerti-
fikat«, ohne dass dafür gleich ein kompletter Trainerlehrgang mit abschließender Prüfung nötig ist. Es liegt am Verein, die aktuellen wie auch die künftigen Jugendtrainer zu
entsprechenden Ausbildungen zu schicken. Solange dies
nicht der Fall ist, gibt es andere Lösungen. »Die Forderung,
die sich aus diesem Missstand ergibt, ist ganz einfach: Gerade

die Kleinen brauchen die erfahrensten und besten Trainer«,
sagt Lutz Reichel.

Nicht immer den Dicken ins Tor stellen

Es ist leider der Klassiker auf dem Schulhof, im Sportunterricht und manchmal auch im Sportverein: Das dickste, unbe-
weglichste Kind muss ins Tor. Keiner will mit ihm auf dem
Feld zusammenspielen – also ab in den Kasten. Deutschland
ist zwar DAS Land der Fußballtorhüter, und andere Fuß-
ballnationen schauen mit Neid auf die Bundesliga, die mit
schöner Regelmäßigkeit Weltklasse-Keeper hervorbringt.
Aber im Breitensport und besonders unter Jugendlichen
kommt die Anweisung »Und der geht ins Tor« meistens einer Demütigung gleich.

Das Jugendtraining für Fußballer, die ins Tor müssen, ist
dann oftmals erstaunlich monoton. Die komplette Mannschaft stellt sich hintereinander auf und haut dem Torhüter
die Bälle auf den Kasten. Mal spielt ein Spieler den Ball vorher ab und der Schütze muss den rollenden Ball aufs Tor
schießen. Mal ist es ein »ruhender Ball«, der auf das Gehäuse
gezimmert wird. Das Prinzip ist immer gleich: draufbolzen,
was das Zeug (und der Torwart) hält.

Die Übung ist nicht nur langweilig, sondern als einzige
Trainingsform für den Torhüter auch zu einseitig. Und bei
nasskalter Witterung kühlen zudem jene Spieler aus und ris-
kieren Zerrungen oder andere Verletzungen, wenn sie hinten in der Reihe warten müssen, bis sie dran sind – und dann
mit voller Kraft aufs Tor schießen. Die Trainingsgruppe sollte also besser aufgeteilt und der Torwart mit spezifischen
Übungen geschult werden.

Es ist beispielsweise sinnvoll, besonders reaktionsschnelle, wendige und koordinativ begabte Kinder zum Torhüter zu machen. Ihre Beweglichkeit kann dann noch geschult werden, wenn sie aus nächster Nähe zugleich einen Luftballon, einen Softball und einen Federball abwehren und dabei abwechselnd Hände und Füße einsetzen müssen. Auch die Übung, aus der Horizontalen oder im Sitzen Bälle zu fangen oder zu fausten, trainiert den ganzen Rumpf und verbessert die Geschicklichkeit des Keepers.

Falsche Anreize durch Ranglisten und Tabellen

Die Trainer und Betreuer meinen es ja meistens gut. Aber gut gemeint ist eben nicht gut gemacht. Im Tennis gibt es beispielsweise Ranglisten für die Kinder und Jugendlichen, sobald sie zehn Jahre alt sind. Sie können sich dort vergleichen mit den anderen Kindern und sehen, wie und gegen wen die gespielt, gewonnen und verloren haben.

Diese Ranglisten funktionieren nach einem seltsamen System. Wer viele Spiele gewinnt, steht weiter oben – wer wenig gewinnt, weiter unten. Das ist auf den ersten Blick nicht falsch, aber leider wird die Anzahl der Spiele nicht begrenzt. Wer viel spielt, hat daher gute Chancen, in der Rangliste weiter oben zu stehen als jemand, der wenig spielt. Ein Quotient aus dem Anteil der Siege und Niederlagen wird nicht gebildet, auch wenn das vermutlich am gerechtesten wäre.

In der Praxis führt das zu folgenden Verzerrungen: Manche Kinder absolvieren 70 bis 80 ranglistenrelevante Spiele innerhalb eines Jahres. Das bedeutet, dass sie an so gut wie jedem Wochenende an einem Turnier teilnehmen. Wenn Kinder oder Jugendliche 50 Spiele verlieren, aber 25 gewinnen, sind sie in der Rangliste immer noch vor einem Spieler plaziert, der 33 Spiele absolviert und davon 22 gewinnt und 11 verliert. Diese Regel gilt, selbst wenn der Spieler mit der geringeren Anzahl an Matches regelmäßig gegen den vor ihm stehenden Spieler gewinnt, der aber auf eine deutlich höhere Zahl an Spielen kommt.

70 oder 80 Tennisspiele auf Turnierniveau sind nicht gesund für einen kindlichen oder heranwachsenden Körper. Gerade 12-Jährige und auch 14- und 16-Jährige brauchen Ruhephasen und Pausen, in denen sich ihr Körper erholt und die in der Pubertät durcheinandergeschüttelten Knochen, Muskeln und Gelenke wieder zu einem halbwegs harmonischen Ganzen finden. Es ist denn auch kein Wunder, dass sich unter den Spielern mit mehr als 60 Matches im Jahr immer wieder Langzeitverletzte finden. Mit dreizehn leiden sie bereits an einem Tennisarm oder an Überlastungsschmerzen in Knie, Schulter oder am Rücken.

Klar, es gibt immer wieder Kinder und Jugendliche, die selbst die stärksten Belastungen halbwegs gesund überstehen und trotzdem weiterspielen. Vielleicht zielt das Förderprogramm genau auf diese Jungs und Mädels ab: Mögen zwar etliche ausscheiden und verletzt und frustriert auf der Strecke bleiben – ein paar kommen schon durch, und das reicht dann ja, um Ruhm und Ehre für das Vaterland zu gewinnen. Schließlich ist auch eine Karriere als Berufssportler kein Zuckerschlecken und mit etlichen Rückschlägen und Torturen verbunden.

Passend dazu der Kommentar zu einem Neunjährigen im Halbfinale einer Bezirksmeisterschaft. Gut habe er gespielt und Glückwunsch, dass er so weit gekommen sei, sagte ein Verbandsverantwortlicher. Aber man würde ihm schon ansehen, dass sein Spiel noch nicht perfekt sei und es vor allem noch an der Technik mangele. Das Kind schaute verdutzt, schließlich hatte es gerade den dritten Platz belegt und war ziemlich stolz darauf. »Da musst du in Zukunft noch mehr trainieren«, sagte der Verbandstrainer.

Ehrenamtlich und ehrenkäsig?
Stattdessen offen für Neues sein

Im Schwäbischen gibt es den mundartlichen Ausdruck »ehrenkäsig«. Er bezeichnet jemanden, der besonders empfindlich ist und sich schnell in seiner Ehre gekränkt fühlt, wenn er kritisiert wird. »Ehrenamtlich und ehrenkäsig gehören oft zusammen«, sagen die Schwaben. Was damit gemeint ist: »Es ist schon ein bestimmter Menschenschlag, der ein Ehrenamt im Sport übernimmt und sich als Trainer oder Jugendwart zur Verfügung stellt«, sagt ein Trainer schmunzelnd über sich und seine Kollegen. »Ich genieße es doch auch, dass mich der ganze Ort kennt und weiß, dass ich ihre Kinder betreue. Da will man nicht so gerne Gemecker hören, sondern sonnt sich in seinem lokalen Ruhm. Ich bin weltberühmt in meinem Dorf ...«

Es ist ein gehöriges Maß an Anerkennung, das die Jugendtrainer für die Zeit und die Mühe bekommen, mit der sie sich um Training, Punktspiele und Organisation kümmern. Für manche Zeitgenossen mag diese Wertschätzung ein wichtiger Grund sein, warum sie überhaupt so viel Zeit investieren. Wird ihr Engagement hinterfragt und ihre ehrenamtliche Arbeit in Zweifel gezogen, sind Verblüffung und Ärger manchmal groß – und die Reaktion auf Kritik kann übermäßig ausfallen. »Macht doch euren Kram selber, wenn ihr ständig etwas zu meckern habt«, »Ich muss das nicht haben, ich kann hier auch alles hinschmeißen, dann seht ihr, was ihr davon habt«, »Steh du mal jeden Tag auf dem Sportplatz, dann reden wir weiter« – diese Äußerungen gehören bei manchen Trainern zu den typischen Reaktionen auf Fragen, Anregungen und Kritik.

Dabei geht es gar nicht darum, das Engagement der Ehrenamtlichen zu kritisieren und ihren Dienst für die Allgemeinheit in Frage zu stellen.

Gutes Training ist wunderbar, und wer es gibt, der kann dafür gar nicht genügend Lob bekommen. Schlechtes Training ist im besten Fall unergiebig, kann aber gerade für Kinder und Jugendliche auch schädlich und sogar gefährlich werden. Wer dafür verantwortlich ist, muss sich kritisieren lassen – unabhängig davon, ob er ehrenamtlich tätig ist oder üppig dafür bezahlt wird.

Es ist nicht nur im Sport so, dass sich diejenigen, die junge Menschen ausbilden und ihnen etwas beibringen, immer wieder fragen sollten, ob das richtig ist, was sie an andere weitergeben. Neues ist nicht automatisch besser, und manche Innovation ist tatsächlich nur modischer Schnickschnack. Gerade im Sport und in der Trainingslehre gibt es jedoch zahlreiche Erkenntnisse aus der jüngsten Zeit, die Überlastungen und Verletzungsschäden verhindern helfen. Wer im Sportverein als Trainer oder Jugendwart arbeitet, sollte offen dafür sein und sich fortbilden.

Unter den jüngeren Bundesligatrainern finden sich einige, die sich nicht zu schade waren, trotz absolvierter Trainerlehrgänge bei erfahrenen Kollegen zu hospitieren und sich deren Methoden anzuschauen. Das geht auch in den unteren Ligen, etwa wenn der Trainer eines Kreisligisten bei einem Bezirksligisten im Nachbarort reinschnuppert, der dafür bekannt ist, das Training nach ebenso modernen wie vernünftigen

Erkenntnissen auszurichten. Vorträge, Trainerlehrgänge, Schulungen gibt es genug und für verschiedene Ebenen und Leistungsklassen. Für derartige Anregungen müssen die Trainer offen sein – egal, ob sie ehrenamtlich tätig sind oder nicht.

Durchs Leben chauffiert: Kinder sind nicht mehr so fit wie einst ihre Eltern

Auch der flinke Flügelflitzer in der Altherrenmannschaft wird irgendwann von seinem eigenen Nachwuchs überholt. Es ist nur eine Frage der Zeit, bis die Kinder schneller und ausdauernder sind als ihre Eltern. Das ist der Lauf der Dinge. Je nach Trainingszustand ziehen Sohn und Tochter mit zehn, zwölf oder vierzehn Jahren an ihren Erzeugern vorbei. Könnten die Kinder und Jugendlichen allerdings per Zeitmaschine in die Siebzigerjahre zurückversetzt werden und gegen ihre Eltern antreten, als jene im Kindesalter waren, hätten sie wohl keine Chance. Die Jugend von heute ist lange nicht so fit wie einst ihre Eltern im gleichen Alter. Deshalb ist es wichtiger denn je, dass sich Kinder und Jugendliche ausreichend bewegen.

Dieses Ergebnis haben australische Ärzte 2013 auf dem weltweit größten Kardiologenkongress in Dallas vorgestellt. Forscher um Grant Tomkinson werteten Daten von 25 Millionen Kindern und Jugendlichen zwischen neun und siebzehn Jahren aus 28 Ländern aus. »Rund um den Globus sind die Kinder etwa 15 Prozent weniger fit als ihre Eltern in einer vergleichbaren Entwicklungsphase«, sagt Tomkinson. »In den USA ist die Fitness in jeder Dekade zwischen 1970 und 2000 um 6 Prozent zurückgegangen.« In den anderen

Ländern ging die Ausdauer im Durchschnitt um 5 Prozent in jedem Jahrzehnt zurück.

Die Mediziner haben Auswertungen analysiert, welche Strecken Kinder und Jugendliche in einer festgesetzten Zeit zurücklegten oder welche Zeiten sie über 800 Meter und 1500 Meter liefen. Für eine Meile – das sind 1609 Meter – brauchen Kinder heute im Mittel eineinhalb Minuten länger als ihre Eltern vor dreißig Jahren. Wenn Peter oder Birgit in den 1970er Jahren lossprinteten, würden Maximilian oder Clara-Marie heute weit hinterherhecheln.

»Dass die Ausdauer so zurückgegangen ist, kann zur Hälfte damit erklärt werden, dass Kinder und Jugendliche heute im Durchschnitt dicker sind«, sagt Tomkinson. Zwar ist der Anteil der übergewichtigen Grundschüler in Europa und den USA in den vergangenen Jahren wieder rückläufig oder bleibt zumindest konstant, aber bis zum Jahr 2000 nahm ihre Fettmasse kontinuierlich zu. Und jene Kinder, die nicht in Sportvereinen aktiv sind, bewegen sich deutlich weniger im Alltag, als es in den Siebzigerjahren üblich war.

Ob es an der Trägheit der Kinder selbst oder eher an den Eltern liegt, lässt sich nicht genau bestimmen. Viel häufiger als früher werden Kinder mit dem Auto zur Schule oder zur Klavierstunde gebracht und wieder abgeholt. Überbehütet und überallhin kutschiert, sind es Kinder immer weniger gewohnt, selbständig eine unbequemere Strecke zurückzulegen. Dazu passt, dass sich der Radius, den sich Kinder heute unbeaufsichtigt von ihrem Elternhaus entfernen dürfen, seit den Siebzigern um etwa 50 Prozent verkleinert hat. Immer weniger Kinder gehen in ihrer Freizeit raus und spielen oder toben einfach so auf der Straße herum, wie das vor dreißig, vierzig Jahren noch üblich war.

Zudem kommt es aus Sicht der Herzexperten auch auf die

richtige Art der Bewegung an. »Etliche Jugendliche sind zwar aktiv und gehen regelmäßig ins Fitnessstudio«, sagt der New Yorker Kinderkardiologe Michael Gerwitz. »Aber wenn sie dort hauptsächlich Gewichte stemmen, bringt das wenig für ihre Ausdauer und die kardiovaskuläre Gesundheit.« Vielleicht ist es sogar gefährlich. Doch gerade männliche Jugendliche achten eher auf den Umfang ihres Bizeps oder der Schultermuskulatur und weniger darauf, wie schnell sie keine Puste mehr haben und außer Atem kommen. Mindestens eine Stunde täglich laufen, schwimmen oder radeln, lautet die Empfehlung. Mit diesem Trainingsprogramm hätte Papa spätestens beim nächsten Rennen keine Chance mehr.

Überwiegen Vorteile oder Nachteile?

Es ist unbestritten, Bewegung ist wichtig, nützlich und fördert die Gesundheit. Sport macht Spaß und trägt dazu bei, die Beweglichkeit zu verbessern, Übergewicht vorzubeugen, die Knochen zu festigen und Herz und Kreislauf zu schulen. Vielen Wohlstandsleiden im Erwachsenenalter kann durch regelmäßigen Sport vorgebeugt werden. Schüler, die Sport treiben, weisen weniger Fehlzeiten auf und haben zudem bessere Noten.[2] Auch auf das Selbstbewusstsein und die psychische Entwicklung scheint sich Sport positiv auszuwirken.[3]

Allerdings steigt mit dem Ausmaß des Sports auch das Risiko. Einer der Hauptgründe für Verletzungen und Unfälle im Jugendalter ist die körperliche Aktivität beim Sport. Wiederkehrende Beschwerden und Malaisen sind auch der Grund dafür, warum etliche Jugendsportler wieder damit aufhören, aktiv Sport zu treiben.

Der Nutzen von regelmäßiger Bewegung ist unumstritten – der mögliche Schaden wird bisher viel zu wenig thematisiert. Dazu ist die Begeisterung über Medaillen und Weltmeistertitel vermutlich viel zu groß und die gesellschaftliche Identifikationskraft des Sports unwiderstehlich.

11
Sport mit Spaß und Augenmaß: Empfehlungen und Tipps

Bewegung ist zwar die natürlichste Sache der Welt, doch sogar diejenigen, die regelmäßig Sport treiben, verhalten sich oft unvernünftig und übertreiben es. Sportmediziner haben ermittelt, dass 60 Prozent aller Hobbyläufer zu schnell rennen. Weil sie nicht genug zum Joggen kommen, spornen sie sich zu Exzessen an. Statt zweimal in der Woche kommen sie vielleicht nur alle zwei Wochen dazu und laufen dann zu schnell oder zu weit. Wer Ausdauersport übertreibt, bringt sich jedoch um den Trainingseffekt, riskiert schnellen Verschleiß, chronische Erschöpfung und Schäden am Herzen.

Das Thema wird immer wichtiger. Schließlich treiben die Menschen mehr Sport als je zuvor – in den 1970er Jahren waren Marathonläufe noch eine Veranstaltung für ein paar wenige Extremisten; mittlerweile gibt es jährlich mehr als 500 solcher Läufe weltweit, zu den größten melden sich 50 000 Teilnehmer an. Ein weiterer Punkt: Noch nie in der Geschichte der Menschheit hatte die arbeitende Bevölkerung so viel Freizeit wie heute. In den vielen Mußestunden kann man sich bewegen oder anderen kräftezehrenden Aktivitäten nachgehen.

Was Kinder und Eltern bedenken müssen

Es ist der Klassiker: Dem 14-Jährigen tut nach dem letzten Fußballtraining das Knie weh. Kein bohrender, stechender Schmerz, aber lästig. Er zieht das Bein ein wenig nach. Ein, zwei Tage lang merkt er die Schmerzen auf dem Schulweg. Es ist auch nicht das erste Mal, dass er diese Beschwerden hat. Aber er hofft darauf, dass sie in den nächsten Tagen von allein wieder verschwinden, so war es die letzten Male ja schließlich auch.

»Wenn sich der Spieler nicht traut, sich zu melden und zu sagen, dass ihm etwas weh tut, dann kann daran der beste Trainer der Welt nichts ändern. Er kann es ja nicht riechen«, sagt Sportmediziner Bernd Wolfahrt. »Der Wunsch, am kommenden Samstag zu spielen und weiterhin im Kader zu bleiben, ist dann größer als alle Vernunft – auch wenn der Spieler sich damit selbst schadet und Folgeschäden riskiert.«

Es ist eine typische Verletzung bei vielen Kontaktsportarten, ob Fußball, Handball oder Volleyball: Bei einer zu starken Drehung oder einem ungeschickten Aufprall reißt der Meniskus an. Dieser Teilanriss tut zwar ab und zu weh, aber nicht ständig. Der Spieler hat also nicht dauerhaft Beschwerden und denkt sich deshalb: Das geht schon, ist bald wieder vorbei. Er geht nicht zum Arzt, sondern kickt weiter oder spielt weiter Handball, Basketball oder was auch immer. Und irgendwann kommt es zu der einen unglücklichen Bewegung, bei der dann der Meniskus ganz reißt. Auch diese Verletzung kann zwar wieder ausheilen, doch das ist langwieriger, und oftmals bleiben Schäden bestehen, die bereits bei jungen Erwachsenen zu Knorpelschäden und nachfolgend zu einer Arthrose führen können.

Es ist ein ungünstiges Abhängigkeitsverhältnis, das diese Fehlentscheidungen begünstigt: Der Trainer stellt schließlich die Mannschaft auf, und um nicht aus dem Kader zu fliegen oder in der guten Form, in der man sich gerade befindet, ein paar Spiele aussetzen zu müssen, ignorieren etliche Spieler ihre Beschwerden, nehmen Schmerzmittel oder beißen die Zähne zusammen und verschweigen dem Trainer, was sie plagt. Das gilt im Profi- genauso wie im Freizeitbereich. Allerdings ist die Begebenheit legendär, in der ein bosnischer Ersatztorwart des Fußballbundesligisten SC Freiburg seinem Trainer eine erheblich störende Beeinträchtigung verschwieg, weil er Angst hatte, nicht eingesetzt zu werden.

Bosko Boskovic war immerhin schon gelegentlich als Nationaltorwart für Slowenien aufgelaufen, bevor er 1997 zum SC Freiburg kam. In seinen wenigen Einsätzen in der Bundesliga – insgesamt waren es nur sechs – machte er jedoch so eklatante Fehler, dass sich alle im Verein wunderten, was mit dem Mann im Kasten los war. Das Betreuerteam arrangierte dem Keeper einen Termin beim Augenarzt. Der Mediziner stellte die Diagnose einer deutlichen Sehschwäche, was für einen Torwart nur bedingt von Vorteil ist. Boskovic bekam schleunigst Kontaktlinsen und saß den Rest der Saison auf der Bank – die Fans hatten wenig Erbarmen mit dem übereifrigen Keeper und nannten die ehemalige Torwarthoffnung nur noch »Boskowitz«.

Sportmediziner fordern schon länger, dass nicht der Trainer darüber entscheiden sollte, ob ein Spieler wieder einsatzfähig ist oder nicht. Dann würde vermieden werden, dass die Sportler ihre Verletzungen ignorieren, verschweigen und sich zu früh wieder in den Wettkampf stürzen.

Das richtige Training – die Dosis nur langsam steigern

Gerade für Kinder und Jugendliche ist es wichtig, dass im Sport ein leichtes Pensum am Anfang steht und dann erst die Intensität langsam gesteigert wird. Auf keinen Fall in zu großen Schritten, sondern behutsam, in geringer Dosis. Und bei Kindern sollten – je jünger, desto wichtiger – besonders der Spaß und das Spielerische im Mittelpunkt stehen.

Ein anschauliches Beispiel für die langsame Steigerung der Trainingsintensität bietet die Legende von Milon von Kroton. Er war wahrscheinlich der erfolgreichste Sportler der Antike. Fünfmal gewann der um 550 v. Chr. geborene Athlet bei den Olympischen Spielen des Altertums im Ringkampf. Er war auch noch in anderen Kraftsportarten siegreich. Der Legende nach soll Milon einen einfachen Trainingsplan verfolgt haben. Demnach stemmte er als Jugendlicher jeden Tag ein Kalb hoch. Als er damit anfing, war das Kalb gerade geboren worden.

Milons Kraft wuchs in dem Maße, in dem das Tier größer wurde. Der Umfang seiner Trainingsleistung nahm von Tag zu Tag nur ein wenig zu, weil das Rindvieh nur langsam schwerer wurde. Anfangs konnte er das Kalb mühelos tragen. Im ausgewachsenen Zustand trug der Athlet jedoch regelmäßig ein enormes Gewicht. Der Überlieferung nach hob er den Stier nach seinen Siegen im Triumphzug durch die Arena.

Die Übung war zwar etwas einseitig, aber die Form der Dosissteigerung mit nur geringfügig zunehmenden Trainingsreizen, kann aus heutiger Sicht als vorbildlich gelten. Er begann nicht sofort mit Riesengewichten. Milon steigerte sein Pensum nur um einen kleinen Prozentanteil. Zunächst lag das Gewicht, das er hob, noch deutlich unter seinen Fähigkeiten. Der Körper gewöhnt sich mit der Zeit an das, was er erreicht hat. Erst wenn die Übungen einfach zu bewältigen sind, helfen leichte Überforderungen, um besser zu werden.

Kein Krafttraining für Kinder!

Wenn Kinder und Jugendliche Krafttraining ausüben, geht es nicht darum, gleichförmig und einseitig bestimmte Muskelgruppen an Maschinen – etwa im Fitnessraum – zu stärken. Wird dort beispielsweise in der immer gleichen »geführten« Bewegung die Beinpresse geübt, stärkt das zwar die Streckmuskulatur an den Oberschenkeln und Waden. Im Ballsport gibt es jedoch neben dem geraden Lauf zahlreiche Seitwärts- und Drehbewegungen, die vor allem Geschicklichkeit, Stabilität und Koordination erfordern – allein mit Kraft ist es da nicht getan.

»An einer Maschine im Kraftraum kann man kein Körpergefühl entwickeln«, sagt Lutz Reichel, Handballtrainer für Bezirksauswahlmannschaften. »Damit übe ich nicht die Belastungen ein, die im Spiel bei den vielen Seitwärts- und Drehbewegungen auf einen zukommen.« Viele Kinder und sogar Jugendliche noch müssten erst mal richtig laufen lernen und dabei ein Gespür für ihren Körper bekommen. Auch den richtigen Bewegungsablauf beim Werfen und Schießen haben erstaunlich viele Kinder noch nicht verinnerlicht. Wird dann mit der falschen Technik und zusätzlichen Gewichten geübt, verbessert sich nicht das Spiel – aber das Risiko für Verletzungen steigt.

Hierfür kann beispielsweise die Aufwärmübung des »Hampelmanns« viel dienlicher sein: Man springt mehrfach hin und her und landet dabei mal mit geschlossenen, mal mit auseinandergestellten Beinen und vollführt mit den Armen dazu die parallele Bewegung. Auf diese Weise werden die Muskeln nicht nur gestärkt, sondern auch darin geübt, die verschiedenen Scherkräfte auszuhalten und mit den Seit- und Rotationsbewegungen bei vielen Ballsportarten besser zurechtzukommen. Zudem gewöhnen sich die Sprunggelenke daran, Bewegungen in verschiedenen Richtungen auszuhalten und abzufedern.

Auch Strecksprünge sind besser als monotone Kraftübungen in einer Ebene, weil dabei die Koordination geschult und Ausgleichbewegungen nötig sind. Entsprechende Programme haben beispielsweise dazu geführt, dass bei jugendlichen Sportlern im Fußball wie im Handball die Verletzungen und Risse des vorderen Kreuzbands deutlich zurückgegangen sind.[1]

Selbst bei einer Kniebeuge kann man viel falsch machen. Ist die Last zu hoch, werden die Gelenke malträtiert. Bei falscher Haltung liegt die Kraftachse zu weit vorne oder zu weit hinten und führt ebenfalls zu vermeidbaren Schäden. Deshalb sollte zunächst der Bewegungsablauf geschult und nur eine halbe statt eine ganze Kniebeuge ausgeführt werden – bis die Übung sauber gelingt. Auch die Gewichtsbelastung ist anfangs gering zu halten, das eigene Körpergewicht ist ausreichend. Am besten wird deshalb entweder ganz ohne zusätzliches Gewicht trainiert oder nur mit einer leichten Last wie beispielsweise einem Besenstiel.

Der ideale Trainingsaufbau

Im Training geht es nicht nur darum, dass sich die Kinder und Jugendlichen bewegen und beschäftigt sind. Im Idealfall sind die Übungen nicht nur isoliert gesehen sinnvoll, sondern bauen aufeinander auf und ergänzen sich.

Zu Beginn bietet sich ein Aufwärmspiel an, bei dem nur leichte Bewegungen mit Ball erlaubt sind und ein Teil des Spielfelds mit leichten koordinativen Aufgaben, etwa im Bären- oder Spinnengang, überquert werden sollten. Bei Kindern im Grundschulalter bieten sich Lauf-Fang-Spiele an wie »Wer hat Angst vorm Schwarzen Mann« oder »Fischer, Fischer, wie tief ist das Wasser?«. Dabei werden ungewöhnliche Laufstile eingefordert, zum Beispiel rückwärtslaufen, vorwärts auf einem Bein, auf allen vieren, rollend oder im Krebsgang. Kinder lernen spielerisch Ausweichbewegungen und schulen nebenbei ihre Koordination.

Als zweiter Punkt kommen »Functional Training« und Koordination an die Reihe: Dabei geht es darum, mit Hilfe von Bällen, Wackelbrettern, Matten oder der Koordinationsleiter (einer auf dem Boden liegenden Strickleiter) die Stabilität des Rumpfes, das Gleichgewicht und die Koordination zu schulen. Wer über Gummibänder, Gleichgewichtsübungen oder Ähnliches schmunzelt, sollte sich vor Augen halten, dass die Spieler auf diese Weise lernen, den Ball am Fuß zu führen oder mit der Hand zu dribbeln, ohne auf den Ball zu schauen. Auf diese Weise verbessert sich ihr Umgang mit dem Ball, und sie können den Spielaufbau und die Spielzüge schneller erkennen.

Koordinationsübungen sind auch ganz ohne Geräte oder andere Hilfsmittel möglich, wenn die Kinder beispielsweise im Einbeinstand nach oben schauen sollen (oder mit geschlossenen Augen) und dabei den Fuß kreisen lassen. Oder sie sollen auf der Schmalseite einer umgedrehten Bank balancieren. Oder sie stellen sich in eine Reihe Rücken an Rücken und müssen sich einen Ball möglichst schnell übergeben, indem sie sich drehen. Oder sie stehen sich auf zwei Bänken gegenüber und müssen sich die Bälle zupassen.

Handballer und Basketballer können üben, den Ball zu prellen oder zu dribbeln und dabei abwechselnd mit den Füßen auf eine Bank zu steigen. Oder sie halten sich gegenseitig ein Bein hoch und dribbeln mit der anderen Hand. Oder sie spielen sich dem Ball im Sitzen zu. Bekommen sie zusätzlich die Aufgabe gestellt, dass sie zudem noch unterschiedliche Farben von am Rand hochgehaltenen Leibchen erkennen oder auf einen Pfiff hören sollen, übt das ihre Geschicklichkeit am Ball und verbessert nebenbei das Spielverständnis. Fallen lernen stellt einen weiteren wichtigen Aspekt des Trainings dar, zumindest in Ballsportarten. Purzelbaum und die Judorolle sind dafür wichtige Übungen – leider können längst nicht mehr alle Grundschüler eine so elementare Bewegung wie einen Purzelbaum.

Erst im nächsten Schritt sind Passübungen dran. Bestimmte Wurf- oder Schusstechniken werden eingeübt. Dabei liegt der Schwerpunkt aber nicht auf der Kraft, sondern der Technik. Zunächst geht es darum, sich zu zweit den Ball genau zuzuspielen. Im Eins-gegen-Eins werden Finten und typische Angriffs- oder Abwehrbewegungen geübt. Im Handball kann sich beispielsweise ein Spieler vor der großen Weichbodenmatte aufstellen – der andere hat das Ziel, diesen Spieler zu überwinden, und kann sich dazu mit Lust auf die Matte werfen.

Da sich viele Kinder schon in jungen Jahren eine falsche Technik beim Werfen oder Schießen angewöhnt haben und manchmal nicht mal mit runden Bewegungen laufen können, ist es wichtig und beugt Verletzungen vor, wenn diese Grundtechniken so lange geübt oder neu gelernt werden, bis die Kinder sie richtig ausführen. Es gibt dazu längst auch technische Hilfsmittel, etwa die App »Coach's Eye«. Damit kann das Training der Kinder mit Tablets oder sogar Smartphones aufgenommen werden. In Zeitlupe und mit Vor- und Zurücklauf ist die sofortige Videoanalyse der Bewegungsabläufe möglich.

»Das hat nichts damit zu tun, dass ich das Training der Kinder technisch überfrachten will«, sagt ein Stützpunkttrainer. »Aber wenn die Kinder selbst sehen, wie sie die Bewegung ausführen, erkennen sie meistens sofort, was sie korrigieren müssen.«

Erst dann kommen Spiele wie 3 gegen 2 oder das im Fußball beliebte 5 gegen 2. Auch hier sollte man die Spiele mit kleinen Aufgaben verbinden, etwa dass ein Angriff nur auf der linken Seite erfolgen kann, der Mitspieler nur mit rechts angespielt werden darf oder Tore nur von markierten Zonen aus erzielt werden dürfen. Derart aufgewärmt, trainiert und geschult, folgt dann abschließend ein Spiel über das komplette Feld von etwa 15 oder 20 Minuten Dauer.

Generelle Empfehlungen für den Jugendsport

Für Ausdauertraining gilt: Wer die Grundlagenausdauer verbessern will, sollte zunächst langsame und besonders lange Läufe einplanen. Das Tempo ist nicht wichtig, im Gegenteil. Die Sportler sollten bei einer möglichst niedrigen Belastung laufen, und dann ist es egal, ob sie in einer Stunde acht, zehn oder zwölf Kilometer zurücklegen können.

Beim Sprinttraining kommt es darauf an, nach der Belastung »lohnende Pausen« einzulegen und nicht sofort weiterzulaufen. Die Pause kann nach kurzen Sprints mal 30, 40 Sekunden betragen oder auch drei, vier Minuten. Werden Sprints mit maximaler Belastung und über längere Strecken wie 150 oder 200 Meter geübt, kann auch schon mal eine Pause von 10 bis 15 Minuten notwendig sein, bis der Körper wieder bei Kräften ist.

Wichtig für die Regeneration ist es, dass nach solchen Belastungen am Maximum vollständige Pausen eingelegt werden. Viele Trainer lassen ihre Spieler langsam weiter joggen und bringen sie damit um einen Teil des Trainingseffekts. Stattdessen lieber kurze Sprints mit kleinen Trippelschritten – und zurück sollen die Spieler besser gehen.

Zudem ist es wichtig, im Kinder- und Jugendalter nicht zu viele Sprinteinheiten hintereinander einzuplanen. Ein kurzer Antritt von 5 bis 10 Metern, wie er in vielen Ballsportarten erforderlich ist, kann vier- bis fünfmal wiederholt werden, bei längeren Sprints von 25 oder 30 Metern reicht es, sie dreimal zu wiederholen.

Ein weiterer Fehler besteht darin, die Sprintübungen mit maximaler Belastung erst gegen Ende des Trainings einzuplanen, als letzte Einheit vor dem Gruppenspiel. Dann sind die Kinder bereits ermüdet, und das Verletzungsrisiko steigt. »Besser wäre es, nach dem Aufwärmen mit den Sprintübungen zu beginnen, dann können alle noch die volle Leistung bringen«, sagt ein Trainer.

Die Trainingsschwerpunkte im Jugendfußball sind sehr stark vom Alter abhängig. In jungen Jahren, etwa während der F- und E-Jugend, steht vor allem der spielerische Umgang mit dem Ball im Vordergrund. Sich ständig wiederholende Sprintübungen ohne Ball sind in diesem Alter ebenso wenig angemessen wie massive Kraftübungen, die den Bewegungsapparat in jungen Jahren noch zu sehr belasten.

Trinkpausen sind mindestens alle 30 Minuten zu empfehlen, bei besonders warmen Temperaturen sogar alle 15 bis 20 Minuten. Dabei müssen nicht besondere Sportgetränke oder »isotonische« Durstlöscher verwendet werden. Besonders geeignet ist Wasser. Gesüßte Tees und Fruchtschorlen eignen sich natürlich auch, enthalten aber häufig mehr Zucker, als nötig ist.

In den USA sind seit Dezember 2015 Kopfbälle für Kinder unter zehn Jahren grundsätzlich verboten. Bis zum Alter von zwölf Jahren sollen sie im Jugendfußball kaum angewendet werden. Diese Idee ist grundsätzlich begrüßenswert. Auch wenn nicht ganz darauf verzichtet wird, sollten Spieler wie Trainer zumindest ein Bewusstsein dafür entwickeln, dass harte Stöße gegen den Kopf zu Spätfolgen und dauerhaften Schäden führen können – und es deswegen nicht immer nötig ist, an der Mittellinie einen Abschlag des Torwarts oder einen anderen harten Ball mit dem Kopf weiterzuleiten.

Es mag bei Kindern nicht sehr beliebt sein, aber wenn es richtig durchgeführt wird, kann ein vorbeugendes Aufwärmprogramm auch viel Spaß machen. »Man muss gerade im Jugendsport versuchen, die Vorteile für Herz und Kreislauf und die motorischen Fähigkeiten zu bewahren, um die Verletzungsgefahr zu minimieren«, sagt der australische Sportmediziner Najeebullah Soomro. Dazu gibt es spezielle Übungsprogramme, mit denen die Koordination geschult wird und die zumeist neben Aufwärmübungen gezielt die Gelenkbeweglichkeit und die neuromuskuläre Verarbeitung trainieren. Mit diesen Programmen kann die Verletzungsgefahr um mehr als 50 Prozent gesenkt werden, wie eine große wissenschaftliche Analyse kürzlich ergeben hat.[2]

Zu früh unters Messer

Wer lange und intensiv Sport getrieben hat, ist daran gewöhnt, dass sich der Körper verändert und mit einem ebenso
vernünftigen wie systematischen Training erstaunliche Erfolge und Leistungssteigerungen erzielt werden können.
Dass regelmäßiges Training, bewusste Ernährung und andere Faktoren dazu beitragen, die eigenen Fähigkeiten zu opti-
mieren, verleitet viele Sportler dazu, auch der Medizin Fähigkeiten zuzuschreiben, die sie nicht immer hat. Der eigene
Körper wird als eine Art Maschine gesehen, die hier noch
etwas getunt, ergänzt und verbessert werden kann, um noch
stärker und ausdauernder zu sein. In diesem Glauben bege-
ben sich viele Sportler zu früh unters Messer oder stimmen
anderen invasiven Behandlungen zu, sobald Beschwerden
auftauchen oder sie immer wieder unter ähnlichen Zipper-
lein leiden.

Der Körper ist jedoch keine Maschine, bei der ein paar
Rädchen oder Schrauben ausgetauscht werden, und schon
läuft alles wieder rund. Beispiel Rückenschmerzen. »Psychi-
sche Faktoren sagen das Therapieergebnis bei Rücken-
schmerzen zu mehr als 80 Prozent voraus«, sagt Peer Eysel,
Chefarzt der Orthopädie an der Universitätsklinik Köln. Die
seelische Verfassung gibt oft mehr Aufschluss über die
Anfälligkeit für Rückenprobleme als das Skelett. Wenn die
Psyche angeknackst ist, dann knirschen auch Knochen und
Gelenke.[3]

Mittlerweile haben Psychiater und Ärzte für Psychosomatik erkannt, dass die Wirbelsäule eben nicht nur ein statisch
starres Modell ist, das nach zu vielen mechanischen Belastungen Beschwerden macht, sondern auch auf seelische Belastungen stark reagiert – aber das ist vielen Orthopäden oder

Chirurgen noch nicht so leicht zu vermitteln. Unsere Sprache hat dafür viele schöne Bilder gefunden: Sie kennt Menschen, die zu viel buckeln oder auch zu viel Haltung bewahren, die zu hartnäckig sind, zu starr oder auch den Kopf zu oft hängen lassen.

Obwohl es natürlich auch körperliche Ursachen für Rückenschmerzen gibt, lässt sich bei sechs von sieben Patienten mit chronischen Problemen der Wirbelsäule keine Ursache finden. Und die, bei denen zufällig ein Schaden festgestellt wird – so ein weiteres Paradox –, haben häufig keinerlei Beschwerden. So hat beispielsweise fast die Hälfte aller Erwachsenen über 50 Jahren einen Bandscheibenvorfall – und die meisten von ihnen merken nichts davon. Eine Operation nützt in solchen Fällen wenig. Wenn Stress, Unzufriedenheit und Schmerzen mangelhaft bewältigt werden, hilft auch kein Skalpell.

Ähnliches gilt für das Knie. Die Menisken federn zwar Stöße ab, und ein komplizierter Bandapparat hält das Gelenk zusammen. Trotzdem klagt jeder zehnte Erwachsene über Kniebeschwerden. Ärzte empfehlen Patienten dann häufig eine Arthroskopie. Bei der Gelenkspiegelung wird der Innenraum des Knies gespült. Zudem werden etwaige Knochenwülste abgefräst und Knorpel glatt gehobelt. Orthopäden aus Kanada haben gezeigt, dass der Eingriff wenig nützt.[4] »Diese Studie beweist definitiv, dass die Arthroskopie nicht mehr bringt als Krankengymnastik und Medikamente«, sagt der Mediziner Brian Feagan.

Die Untersuchung ist schwer zu widerlegen. Ärzte von der University of Western Ontario hatten bei 86 Patienten mit chronischen Kniebeschwerden den Eingriff vorgenommen. Weitere 86 Patienten wurden hingegen zwölf Wochen lang nur mit Krankengymnastik und anschließend weiter mit Medikamenten behandelt. Zwei Jahre später zeigte sich kein Unterschied zwischen beiden Gruppen. Nach Selbsteinschätzung der Patienten waren in der Gruppe, die operiert wurde, weder die Schmerzen geringer, noch war die Funktionstüchtigkeit besser.

Genugtuung wird wohl auch Bruce Moseley empfinden. Der Orthopäde aus Houston hatte 2002 eine Studie veröffentlicht, der die Fachwelt zunächst misstraute.[5] Moseley teilte 180 Patienten mit Kniebeschwerden in drei Gruppen ein. Eine bekam das Gelenk arthroskopisch gespült und geglättet, die zweite nur gespült. Die dritte Gruppe wurde einer Schein-Operation unterzogen: Moseley ritzte ihnen nur die Haut da ein, wo das Endoskop eingeführt wird, und ließ dazu Spülgeräusche vom Band abspielen. Das Ergebnis war ernüchternd: Weder ein noch zwei Jahre später ging es den operierten Patienten besser als jenen, die nur den Placebo-Eingriff über sich ergehen lassen mussten.

Aus alldem folgt: Der Mensch ist keine Maschine, der kranke Mensch erst recht nicht, auch wenn das die Ingenieure unter den Ärzten und auch manche Patienten in ihren technischen Fantasien so sehen.

Dieses dominante naturwissenschaftliche Denkmodell hat in der Medizin eine lange Tradition, die bis heute viele Anhänger findet. Grundlage dafür ist die logisch-rationale Philosophie Descartes' und das zumindest in seiner Titelgebung (»Der Mensch eine Maschine«) einflussreiche Buch von Julien Offray de La Mettrie aus dem Jahr 1748. Die Begeisterung für das Maschinenmodell war groß: Der französische Ingenieur Jacques de Vaucanson hatte schon 1737 einen mechanischen Flötenspieler entwickelt, der zwölf Melodien beherrschte. Bald darauf entwickelte Vaucanson eine automatische Ente aus 400 Einzelteilen, die flattern, schnattern und den Anschein von Verdauung erwecken konnte.

Medizin besteht aber nicht darin, die Funktion von automatisierten Abläufen zu kontrollieren und – wenn es klemmt – wieder in Gang zu bringen. Der Mensch ist, man muss das in der technologisch aufgerüsteten Medizin von heute betonen, so viel mehr als die Summe seiner Befunde. Die ärztliche Kunst besteht gerade darin, aus den Gesprächen mit dem Patienten, der körperlichen Untersuchung und den – ja: durchaus technisch – erhobenen Werten einen Grund dafür zu finden, warum jemand sich nicht wohl fühlt.

Allerdings leiden 40 bis 50 Prozent aller Patienten, die zum niedergelassenen Arzt gehen, unter Beschwerden, die sich nicht medizinisch und erst recht nicht technisch-mechanisch erklären lassen. Messen und Vermessen allein führen da nicht weiter. Operationen oftmals auch nicht, auch wenn gerade Sportler und Trainer so gerne daran glauben und sich allzu bereitwillig unters Messer legen.

Was bedroht die Kinder, was fehlt, was ist wichtig?

Welche konkreten Übungen sind falsch, unsinnig oder gar schädlich?

- Übungen sind vor allem dann falsch, wenn sie eine unphysiologische Belastung für den Körper bzw. für die Gelenke darstellen. Bewegungen müssen die Gelenkachsen, die individuelle Belastbarkeit sowie den Trainingszustand des Betreffenden berücksichtigen.
- Unphysiologische Belastungen für die Wirbelsäule können z.B. falsch ausgeführte Liegestützen oder Bewegungen mit extremer Überstreckung der Wirbelsäule sein. Solche

Fehlbelastungen der Wirbelsäule können besonders beim Geräteturnen oder bei der Rhythmischen Sportgymnastik vorkommen.

- Im Kindes- und Jugendalter muss zudem berücksichtigt werden, dass der Körper der Kinder unterschiedlichen Wachstumsphasen unterliegt, die zu einer eingeschränkten Belastbarkeit oder auch zum vorübergehenden Missverhältnis der verschiedenen Strukturen (Muskulatur, Knochen, Sehnen) führen. Dies gilt besonders für die Wirbelsäule.

- Weitere Beispiele für ungeeignete Übungen sind Rumpfbeugen mit schwungvollem Nachfedern oder den Kopf kreisen zu lassen.

- Auch das Gehen auf der Fußaußen- oder -innenkante gehört zu ungeeigneten Übungen. Es wird hoffentlich mittlerweile von keinem Übungsleiter mehr eingefordert, weil es die Bänder und Sehnen im Fuß und rund um das Sprunggelenk ebenso unphysiologisch belastet wie die Knie.

- Ansonsten gibt es Übungen wie den Hürdensitz, der aus »gesundheitlicher Sicht« nicht günstig ist, allerdings sportartspezifisch für Hürdenläufer seine Bedeutung hat.

Welche Trainingsformen sind angemessen für welches Alter?

Das Hauptproblem im Kindes- und Jugendalter ist die zunehmende Inaktivität und damit fehlende Sporterfahrung, die das Verletzungsrisiko von Kindern erhöht. Im Kindes- und Jugendalter sollte noch kein Maximalkrafttraining durchgeführt werden, und das Training im Kindes- und Jugendalter sollte immer individualisiert und qualifiziert erfolgen. Ansonsten gilt, dass der frühe Einstieg in sportartspezifisches Training die Verletzungsgefahr erhöht. Geeignete

Bewegungsmöglichkeiten sind wichtig. Zu den orientierenden Empfehlungen gehört:

Vorschulalter:

- Kinder sollen umfassende praktische Fertigkeiten erlangen mit spielerischer Kräftigung des Haltungs- und Bewegungsapparates. Im Vordergrund stehen Ausdauerbelastungen im aeroben Bereich und Intervalltraining mit Hilfe von Spielen oder Staffeln.

Grundschulalter:

- Training der Basistechniken, beginnende Verbesserung der Bewegungskoordination
- Kräftigung durch Gerätelandschaften

Späteres Schulkindalter (10 Jahre bis Pubertät):

Der Zeitraum im Alter von elf bis vierzehn Jahren ist davon geprägt, dass die koordinativen Fähigkeiten durch den Wachstumsschub abnehmen. In dieser Phase lässt sich die Ausdauer aber gut trainieren, wobei es wichtig ist, Überlastungen des passiven Bewegungsapparates zu vermeiden.

- Erwerb der grundlegenden sportlichen Techniken in Grobform bis hin zur Feinform (»goldenes Lernalter«)
- Schulung der Grundlagenausdauer
- Kräftigende Übungen mit eigenem Körpergewicht oder durch Zunahme leichter Zusatzlasten sowie durch »Impact-Sportarten« zur Osteoporose-Prävention

Adoleszenz (ab etwa 14 bis 15 Jahre):

- Hier können alle motorischen Hauptbeanspruchungsformen (Ausdauer, Kraft, Schnelligkeit, Koordination und Beweglichkeit) unter Berücksichtigung der entsprechenden Trainingsprinzipien trainiert werden.
- Entscheidend ist ein richtiges, qualifiziert durchgeführtes Training, Berücksichtigung der geeigneten Technik sowie Verletzungsprophylaxe.

Mögliche Spätfolgen durch falsches Training und Überlastung:
- Verletzungen, falsche Technik oder eine individuell eingeschränkte Belastbarkeit (Gelenkfehlstellungen) können zu Überlastungen mit Spätfolgen führen, wie etwa zu Knorpelschäden.
- Die Prävention von Sportverletzungen ist von großer Bedeutung, um Spätschäden von Verletzungen zu vermeiden.
- Es gibt typische Überlastungsmuster in verschiedenen Sportarten, die berücksichtigt werden müssen, um Spätschäden zu vermeiden.
- Im Kindes- und Jugendalter können Überlastungen durch zu hohe Trainingsreize begünstigt werden, etwa der Morbus Osgood-Schlatter, der gehäuft in Sportarten wie Volleyball oder Basketball vorkommt. Auch Stress- oder Ermüdungsfrakturen im Mittelfußbereich können durch hohe Trainingsumfänge auftreten. Häufig ist hier eine Prädisposition vorhanden.
- Besondere Aufmerksamkeit muss auf die Wachstumsfugen im Kindes- und Jugendalter gelegt werden, da Verletzungen oder Überlastungen in diesem Bereich bleibende Schäden verursachen können.

Worauf Trainer achten sollten:
- Etwa 80 Prozent der Unfälle sind vermeidbar durch angemessene Trainings- und Wettkampfvorbereitung.
- Dazu zählen ein Training der körperlichen Fitness, der koordinativen Fähigkeiten und sorgfältiges Aufwärmen. Eine angemessene Trainingsgestaltung beugt ermüdungsbedingten Verletzungen vor. Umgebungsbedingungen sind ebenso zu berücksichtigen.
- Der Ehrgeiz sollte angemessen sein und zum Können pas-

sen, dazu ist eine breite Ausbildung der Kinder und Jugendlichen nötig.

- Die individuellen Voraussetzungen der Kinder und Jugendlichen müssen berücksichtigt werden.

Was Trainer wissen sollten:

- Augenmerk auf passendes Training und gute Wettkampfvorbereitung legen
- Wissen über typische Verletzungsmuster und Präventionsmöglichkeiten muss vorhanden sein, damit präventive Maßnahmen ins Training integriert werden können
- Sportverbot bei fieberhaften Erkrankungen, unklare Beschwerden vom Arzt abklären lassen
- regelmäßige Untersuchung von Leistungssportlern, um angeborene oder genetische Erkrankungen des Herz-Kreislauf-Systems frühzeitig zu erkennen

Was präventiv möglich ist:

- gute Trainingsplanung und Wettkampfbetreuung
- Bewusstsein über mögliche Verletzungsmuster und die Analyse von Verletzungsursachen
- adäquate Betreuung und Training nach Verletzungen
- entsprechende Pausen bei Krankheiten und Verletzungen
- individuelle Leistungsfähigkeit und Belastbarkeit berücksichtigen, z.B. Gelenkfehlstellungen, andere Einschränkungen sowie unphysiologische Bewegungsabläufe vermeiden
- viel Sport bei Kindern, um angemessenes Risikoverhalten zu schulen und die Unfallhäufigkeit zu vermindern – das gilt vor allem im Schulbereich
- Gelenkstabilität durch passendes Training fördern und Vermeiden von muskulären Dysbalancen

- Verbesserung der koordinativen Parameter
- Die präventiven Effekte des Sports im Kindes- und Jugendalter sind wichtig, ein Hauptproblem besteht derzeit darin, dass viele Kinder gar nicht aktiv sind.
- Eltern, Spieler, Vereine und Verbände können dazu beitragen, den Jugendsport besser zu gestalten und Verletzungen zu verringern, indem sie die genannten Punkte berücksichtigen.

Wie Fairplay, Respekt und Anstand vermittelt werden können:

Die Einschätzung des Deutschen Olympischen Sportbundes (DOSB) zu Fairplay, Respekt und Anstand im Sport ist eindeutig: »Wir haben keine Krise der Werte, sondern eine Krise, die Werte zu leben«, sagte DOSB-Präsident Alfons Hörmann im März 2016 während des 4. Biebricher Schlossgesprächs zum Thema Fairplay. Fairplay ist demnach offenbar ein wichtiges Thema bei Sportverbänden – inwieweit es umgesetzt wird, hängt von Trainern, Betreuern und anderen Verantwortlichen in Vereinen und Verbänden ab. Natürlich haben auch Spitzensportler und Medien Einfluss auf das Verhalten im Nachwuchssport.

Dass es nicht immer leicht ist, den Fairplay-Gedanken zu leben, erwähnte Festredner Gunter Pilz während der Veranstaltung allerdings auch. »Der Weg ist wichtiger als der Sieg – aber dieses Ethos funktioniert nur so lange, wie Sport ein Selbstzweck bleibt.« Sobald der Erfolg im Mittelpunkt steht, sind andere Ziele wichtiger. Der Sportwissenschaftler brachte zudem in Erinnerung, worum es im Sport eigentlich gehen sollte: »Nicht gewinnen ist kein Scheitern.«

Der olympische Kerngedanke, wonach Dabeisein alles ist, schimmert hier durch. Dass zu dieser Haltung allerdings viel Willenskraft und Unabhängigkeit nötig sind, betonte DOSB-

Präsident Hörmann. Er griff diese Anmerkung während der Schlossgespräche in der abschließenden Diskussion auf: »Ist nicht gewinnen wirklich nicht scheitern? Es bedarf viel Stärke, um mit erhobenem Haupt, aber ohne Medaille zurückzukommen.« Dies gilt nicht nur für Olympioniken und Nationalspieler, sondern auch für Breitensportler im Verein. Auch für sie zählt der Erfolg oft mehr als alles andere.

Dank

Viele Trainer, Sportlehrer, Jugendleiter, Verbandsfunktionäre und Eltern haben mit mir über das Thema Jugendsport, Jugendtraining und Fairplay gesprochen und wichtige Hinweise und Hilfestellungen gegeben. Sie sind für verschiedene Sportarten zuständig. Der Schwerpunkt liegt allerdings auf Fußball, Handball, Basketball, Tennis und Schwimmen. Nicht alle Gesprächspartner wollen namentlich genannt werden. Manchmal liegt das daran, dass sie von ihren Vereinen nicht dabei unterstützt werden, ein Training anzubieten, das Spaß macht UND vor Verletzungen schützt. Die »modernen« Trainingsmethoden werden vielerorts noch beargwöhnt. Diesen Gesprächspartnern danke ich jedoch genauso herzlich für ihre Einsichten und Ansichten, Hinweise und Erklärungen sowie anregende Diskussionen wie jenen Trainern, Ärzten, Sportmedizinern und Wissenschaftlern, die namentlich im Text erwähnt werden:

- Michael Baumann, Sportwissenschaftler und Fußballtrainer
- Dr. Martin Bayer, Biochemiker und Jugendtrainer Schwimmen
- Prof. Dr. Felix Beuschlein, Hormonexperte an der Medizinischen Klinik Universität München
- Prof. Dr. Ulrich Bröckling, Soziologe an der Universität Freiburg
- Dr. Ralf Doyscher, Sportorthopäde in der Abteilung Sportmedizin an der Charité-Universitätsmedizin Berlin
- Horst Halmich, Jugendtrainer und Jugendleiter Fußball

- Prof. Dr. Martin Halle, Ärztlicher Direktor der Abteilung für Prävention und Sportmedizin an der Technischen Universität München
- Prof. Dr. Florian Heinen, Leiter der Abteilung für Neuropädiatrie und kindliche Entwicklung am Haunerschen Kinderspital der Universität München
- Prof. Dr. Peter Henningsen, Ärztlicher Direktor der Abteilung für Psychosomatik an der Technischen Universität München
- PD Dr. Jakob Matschke, Neuropathologe und Gerichtsmediziner am Universitätsklinikum Hamburg-Eppendorf
- Prof. Dr. Andreas Nieß, Ärztlicher Direktor der Sportmedizin am Universitätsklinikum Tübingen
- Jan Pienta, seit mehr als 30 Jahren Scout beim FC Bayern München, entdeckte Thomas Müller, Philipp Lahm und Bastian Schweinsteiger, als sie elf, zwölf Jahre alt waren
- Lutz Reichel, Jugendtrainer und Bezirksauswahltrainer Handball
- Prof. Dr. Martin Reincke, Hormonexperte und Direktor der Medizinischen Klinik der Universität München
- Dr. Monika Siegrist, Sportwissenschaftlerin in der Abteilung für Prävention und Sportmedizin an der Technischen Universität München
- Prof. Dr. Bernd Wolfarth, Ärztlicher Direktor der Sportmedizin an der Charité-Universitätsmedizin Berlin

Ihnen allen sei herzlich für ihre Anregungen und Informationen und die viele Zeit, die sie mir geschenkt haben, gedankt. Etwaige Fehler und Missverständnisse gehen natürlich trotzdem allein auf mich zurück.

Literatur

In diesem Verzeichnis sind die Fachartikel und Bücher in alphabetischer Reihenfolge angegeben, aus denen ich zitiert habe oder in denen sich interessante Forschungsergebnisse finden. Zudem habe ich weitere hilfreiche Literaturhinweise und Leseempfehlungen aufgeführt.

Die große Mehrzahl der hochwertigen medizinischen Untersuchungen wird leider nicht auf Deutsch, sondern in englischsprachigen Zeitschriften veröffentlicht. Viele dieser Fachartikel sind mittlerweile frei zugänglich. Zu finden sind diese Texte zumeist in der National Library of Medicine der USA, die inzwischen mehr als 20 Millionen medizinische Fachartikel bereithält. Von den meisten ist eine kurze Zusammenfassung kostenlos online erhältlich, bei etlichen kann sogar der gesamte Artikel unentgeltlich heruntergeladen werden.

Ein Wort noch zu der angegebenen Fachliteratur. Es gibt mittlerweile mehr als 20 000 Fachzeitschriften weltweit, in denen medizinische Artikel publiziert werden können. Der Großteil von ihnen ist das Papier nicht wert, auf dem sie gedruckt werden, weil die Fachbeiträge von zu schlechter Qualität sind. Ich habe im Folgenden versucht, Artikel aus den weltweit führenden medizinischen Fachjournalen anzugeben.

Nicht immer gibt es Beiträge zum Training und den möglichen Folgen in diesen Zeitschriften, die als Hort der harten Wissenschaft gelten. Deshalb sind viele der hier zitierten Studien in Fachzeitschriften der medizinischen oder psychologischen Unterdisziplinen aufgeführt, manche auch in

Fachblättern für Trainingslehre, Sportwissenschaft und Orthopädie.

Die Abkürzung der Literaturhinweise folgt den international üblichen Standards. Die Angabe »Hals A, Und B, Beinbruch C: How to prevent fractures in young athletes. New England Journal of Medicine 2016;381:232«, bedeutet beispielsweise, dass der (fiktive) Artikel der Forscher Hals, Und, Beinbruch in einer der weltweit angesehensten Fachzeitschriften für Ärzte erschienen ist, dem »New England Journal of Medicine«. Er wurde im Jahr 2016 publiziert, findet sich im Band 381 der Zeitschrift und beginnt auf Seite 232.

American Academy of Pediatrics Council on Sports Medicine and Fitness, McCambridge TM, Stricker PR: Strength training by children and adolescents. Pediatrics 2008;121:835

Asimaki A, Tandri H, Huang H, Halushka MK, Gautam S, Basso C, Thiene G, Tsatsopoulou A, Protonotarios N, McKenna WJ, Calkins H, Saffitz JE: A new diagnostic test for arrhythmogenic right ventricular cardiomyopathy. New England Journal of Medicine 2009;360:1075

Basso C, Burke M, Fornes P, Gallagher PJ, de Gouveia RH, Sheppard M, Thiene G, van der Wal A; Association for European Cardiovascular Pathology: Guidelines for autopsy investigation of sudden cardiac death. Virchows Archiv 2008;452:11

Behm DG, Blazevich AJ, Kay AD, McHugh M: Acute effects of muscle stretching on physical performance, range of motion, and injury incidence in healthy active individuals: a systematic review. Applied Physiology, Nutrition, and Metabolism 2016;41:1

Bergeron MF, Mountjoy M, Armstrong N, Chia M, Côté J, Emery CA, Faigenbaum A, Hall G Jr, Kriemler S, Léglise M, Malina RM, Pensgaard AM, Sanchez A, Soligard T, Sundgot-Borgen J, van Mechelen W, Weissensteiner JR, Engebretsen L: International Olympic Committee consensus statement on youth athletic development. British Journal of Sports Medicine 2015;49:843

Beweglich? Muskel-Skelett-Erkrankungen – Ursachen, Risikofaktoren und präventive Ansätze. Weißbuch Prävention. Hannover 2007/2008

Biddle SJ, Asare M: Physical activity and mental health in children and adolescents: a review of reviews. British Journal of Sports Medicine 2011;45:886

Bjelakovic G, Nikolova D, Gluud LL, Simonetti RG, Gluud C: Antioxidant supplements for prevention of mortality in healthy participants and patients with various diseases. Cochrane Database Syst Rev. 2008 Apr 16;(2):CD007176

Bjelakovic G, Nikolova D, Simonetti RG, Gluud C: Antioxidant supplements for preventing gastrointestinal cancers. Cochrane Database Syst Rev 2008 Jul 16;(3):CD004183

Bjelakovic G, Nikolova D, Gluud LL, Simonetti RG, Gluud C: Mortality in randomized trials of antioxidant supplements for primary and secondary prevention: systematic review and meta-analysis. JAMA 2007;297:842

Boden BP, Kirkendall DT, Garrett WE Jr: Concussion incidence in elite college soccer players. American Journal of Sports Medicine 1998;26:238

Boström A, Thulin K, Fredriksson M, Reese D, Rockborn P, Hammar ML: Risk factors for acute and overuse sport injuries in Swedish children 11 to 15 years old: What about resistance training with weights? Scandinavian Journal of Medicine and Science in Sports 2016;26:317

Browne GJ, Barnett PL: Common sports-related musculoskeletal injuries presenting to the emergency department. Journal of Paediatrics and Child Health 2016;52:231

Brune K, Niederweis U, Kaufmann A, Küster-Kaufmann M: Drug use in participants of the Bonn Marthon 2009. MMW Fortschritte der Medizin 2009;151:39

Caraffa A, Cerulli G, Projetti M, Aisa, G, Rizzo A: Prevention of anterior cruciate ligament injuries in soccer: A prospective controlled study of proprioceptive training. Knee Surgery Sports Traumatology, Arthroscopy 1996;4:19

Carragee EJ, Barcohana B, Alamin T, van den Haak E: Prospective controlled study of the development of lower back pain in previously asymptomatic subjects undergoing experimental discography. Spine 2004;29:1112

Corrado D, Basso C, Pavei A, Michieli P, Schiavon M, Thiene G: Trends in sudden cardiovascular death in young competitive athletes after implementation of a preparticipation screening program. JAMA 2006;296:1593

Devaraj S, Li D, Jialal I: The effects of alpha tocopherol supplementation on monocyte function. Decreased lipid oxidation, interleukin 1 beta secretion, and monocyte adhesion to endothelium. Journal of Clinical Investigation 1996;98:756

Diehl K, Thiel A, Zipfel S, Mayer J, Schnell A, Schneider S: Elite adolescent athletes' use of dietary supplements: characteristics, opinions, and sources of supply and information. International Journal of Sport Nutrition and Exercise Metabolism 2012;22:165

Downs DS, Abwender D: Neuropsychological impairment in soccer athletes. Journal of Sports Medicine and Physical Fitness 2002;42:103

Doyscher R, Kraus K, Finke B, Scheibel M: Akutverletzungen und Überlastungen der Schulter im Sport. Der Orthopäde 2014;3:202

Drawer S, Fuller CW: Propensity for osteoarthritis and lower limb joint pain in retired professional soccer players. British Journal of Sports Medicine 2001;35:402

Ekeland E, Heian F, Hagen KB: Can exercise improve self esteem in children and young people? A systematic review of randomised controlled trials. British Journal of Sports Medicine 2005;39:792

Eliakim A, Nemet D: The endocrine response to exercise and training in young athletes. Pediatric Exercise Science 2013;25:605

Emery CA: Risk factors for injury in child and adolescent sport: a systematic review of the literature. Clinical Journal of Sport Medicine 2003;13:256

Gleeson M: Can nutrition limit exercise-induced immunodepression? Nutrition Reviews 2006;64:119

Gomez-Cabrera MC, Salvador-Pascual A, Cabo H, Ferrando B, Viña J: Redox modulation of mitochondriogenesis in exercise. Does antioxidant supplementation blunt the benefits of exercise training? Free Radical Biology and Medicine 2015;86:37

Hippisley-Cox J, Coupland C, Logan R: Risk of adverse gastrointestinal outcomes in patients taking cyclo-oxygenase-2 inhibitors or conventional non-steroidal anti-inflammatory drugs: population based nested case-control analysis. British Medical Journal 2005;331:1310

Hippisley-Cox J, Coupland C: Risk of myocardial infarction in patients taking cyclo-oxygenase-2 inhibitors or conventional non-steroidal anti-inflammatory drugs: population based nested case-control analysis. British Medical Journal 2005;330:1366

Jespersen E, Holst R, Franz C, Rexen CT, Wedderkopp N: Seasonal variation in musculoskeletal extremity injuries in school children aged 6-12 followed prospectively over 2.5 years: a cohort study. BMJ Open 2014;4:e004165

Jobe FW, Kvitne RS, Giangarra CE: Shoulder pain in the overhand or throwing athlete. The relationship of anterior instability and rotator cuff impingement. Orthopedic Review 1989;18:963

Kirkley A, Birmingham TB, Litchfield RB, Giffin JR, Willits KR, Wong CJ, Feagan BG, Donner A, Griffin SH, D'Ascanio LM, Pope JE, Fowler PJ: A randomized trial of arthroscopic surgery for osteoarthritis of the knee. New England Journal of Medicine 2008;359:1097

Knobloch K, Martin-Schmitt S, Gösling T, Jagodzinski M, Zeichen J, Krettek C: Prospektives Propriozeptions- und Koordinationstraining zur Verletzungsreduktion im professionellen Frauenfußballsport. Sportverletzungen und Sportschaden 2005;19:123

Koerte IK, Ertl-Wagner B, Reiser M, Zafonte R, Shenton ME: White matter integrity in the brains of professional soccer players without a symptomatic concussion. JAMA 2012;308:1859

Kox LS, Kuijer PP, Kerkhoffs GM, Maas M, Frings-Dresen MH:

Prevalence, incidence and risk factors for overuse injuries of the wrist in young athletes: a systematic review. British Journal of Sports Medicine 2015;49:1189

Küster M, Renner B, Oppel P, Niederweis U, Brune K: Consumption of analgesics before a marathon and the incidence of cardiovascular, gastrointestinal and renal problems: a cohort study. BMJ Open 2013;3:e002090

Lehman EJ, Hein MJ, Baron SL, Gersic CM: Neurodegenerative causes of death among retired National Football League players. Neurology 2012;79:1970

Lehman EJ: Epidemiology of neurodegeneration in American-style professional football players. Alzheimer's Research and Therapy 2013;5:34

Maïmoun L, Georgopoulos NA, Sultan C: Endocrine disorders in adolescent and young female athletes: impact on growth, menstrual cycles, and bone mass acquisition. The Journal of Clinical Endocrinology and Metabolism 2014;99:4037

Malisoux L, Frisch A, Urhausen A, Seil R, Theisen D: Monitoring of sport participation and injury risk in young athletes. Journal of Science and Medicine in Sport 2013;16:504

Matser JT, Kessels AG, Jordan BD, Lezak MD, Troost J: Chronic traumatic brain injury in professional soccer players. Neurology 1998;51:791

Matser EJ, Kessels AG, Lezak MD, Jordan BD, Troost J: Neuropsychological impairment in amateur soccer players. JAMA 1999;282:971

McAllister TW, Ford JC, Flashman LA, Maerlender A, Greenwald RM, Beckwith JG, Bolander RP, Tosteson TD, Turco JH, Raman R, Jain S: Effect of head impacts on diffusivity measures in a cohort of collegiate contact sport athletes. Neurology 2014;82:63

McGuine T: Sports injuries in high school athletes: a review of injury-risk and injury-prevention research. Clinical Journal of Sport and Medicine 2006;16:488

Moseley JB, O'Malley K, Petersen NJ, Menke TJ, Brody BA, Kuykendall DH, Hollingsworth JC, Ashton CM, Wray NP: A controlled trial of arthroscopic surgery for osteoarthritis of the knee. New England Journal of Medicine 2002;347:81

Mosler S: »Low Carb«-Ernährung im Sport: Eine kurze Übersicht zu aktuellen Erkenntnissen und potenziellen Risiken. Deutsche Zeitschrift für Sportmedizin 2016;67:90

Mountjoy M, Sundgot-Borgen J, Burke L, Carter S, Constantini N, Lebrun C, Meyer N, Sherman R, Steffen K, Budgett R, Ljungqvist A. The IOC consensus statement: beyond the Female Athlete Triad--Relative Energy Deficiency in Sport (RED-S). British Journal of Sports Medicine 2014;48:491

Myklebust G, Engebretsen L, Braekken IH, Skjølberg A, Olsen OE, Bahr R: Prevention of ACL injuries in female team handball players: a prospective intervention study over three seasons. Clinical Journal of Sport Medicine 2003;13:71

Naunheim RS, Standeven J, Richter C, Lewis LM: Comparison of impact data in hockey, football, and soccer. Journal of Trauma 2000;48:938

Nauta J, Martin-Diener E, Martin BW, van Mechelen W, Verhagen E: Injury risk during different physical activity behaviours in children: a systematic review with bias assessment. Sports Medicine 2015;45:327

Nieman DC, Henson DA, McAnulty SR, McAnulty LS, Morrow JD, Ahmed A, Heward CB: Vitamin E and immunity after the Kona Triathlon World Championship. Medicine and Science in Sports and Exercise 2004;36:1328

Niess AM, Striegel H, Hipp A, Hansel J, Simon P: Zusätzliche Antioxidanziengabe im Sport – sinnvoll oder unsinnig? Deutsche Zeitschrift für Sportmedizin 2008;59:55

Pilz GA: Erziehung zum Fairplay im Wettkampfsport. Ergebnisse aus Untersuchungen im wettkampforientierten Jugendfußball. Bundesgesundheitsblatt, Gesundheitsforschung, Gesundheitsschutz 2005;48:881

Ristow M, Zarse K, Oberbach A, Klöting N, Birringer M, Kiehntopf M, Stumvoll M, Kahn CR, Blüher M: Antioxidants prevent health-promoting effects of physical exercise in humans. Proceedings of the National Academy of Sciences USA 2009; 106:8665

Rössler R, Donath L, Verhagen E, Junge A, Schweizer T, Faude O: Exercise-based injury prevention in child and adolescent sport: a systematic review and meta-analysis. Sports Medicine 2014;44: 1733

Shrier I: Muscle dysfunction versus wear and tear as a cause of exercise related osteoarthritis: an epidemiological update. British Journal of Sports Medicine 2004;38:526

Soligard T, Myklebust G, Steffen K, Holme I, Silvers H, Bizzini M, Junge A, Dvorak J, Bahr R, Andersen TE: Comprehensive warm-up programme to prevent injuries in young female footballers: cluster randomised controlled trial. British Medical Journal 2008;337:a2469

Soligard T, Nilstad A, Steffen K, Myklebust G, Holme I, Dvorak J, Bahr R, Andersen TE: Compliance with a comprehensive warm-up programme to prevent injuries in youth football. British Journal of Sports Medicine 2010;44:787

Soomro N, Sanders R, Hackett D, Hubka T, Ebrahimi S, Freeston J, Cobley S: The Efficacy of Injury Prevention Programs in Adolescent Team Sports: A Meta-analysis. American Journal of Sports Medicine. Dezember 2015 (online)

Striegel H, Simon P, Wurster C, Niess AM, Ulrich R: The use of nutritional supplements among master athletes. International Journal of Sports Medicine 2006;27:23

Tscholl PM: Der Einsatz von nicht-steroidalen Antirheumatika (NSAR) im Spitzensport. Deutsche Zeitschrift für Sportmedizin 2014;65:34

Tveit M, Rosengren BE, Nilsson JÅ, Karlsson MK: Former male elite athletes have a higher prevalence of osteoarthritis and arthroplasty in the hip and knee than expected. American Journal of Sports Medicine 2012;40:527

Verhagen EA, van Tulder M, van der Beek AJ, Bouter LM, van Mechelen W: An economic evaluation of proprioceptive balance board training programme for the prevention of ankle sprains in volleyball. British Journal of Sports Medicine 2005;39:111

Virtamo J, Pietinen P, Huttunen JK, Korhonen P, Malila N, Virtanen MJ, Albanes D, Taylor PR, Albert P; ATBC Study Group: Incidence of cancer and mortality following alpha-tocopherol and beta-carotene supplementation: a postintervention follow-up. JAMA 2003;290:476

Wedderkopp N, Kaltoft M, Lundgaard B, Rosendahl M, Froberg K: Prevention of injuries in young female players in European team handball. A prospective intervention study. Scandinavian Journal of Medical Sciences and Sports 1999;9:41

Winzen M, Voigt HF, Hinrichs T, Platen P: Injuries of the musculoskeletal system in German elite rowers. Sportverletzungen und Sportschaden 2011;25:153

Wolfe MM, Lichtenstein DR, Singh G: Gastrointestinal toxicity of nonsteroidal antiinflammatory drugs. New England Journal of Medicine 1999;340:1888

Woller T, Ellsäßer G, Bühligen U: Sportverletzungen im Kindes- und Jugendalter. Daten der europäischen Injury Database (IDB) für die Unfallprävention. Deutsche Zeitschrift für Sportmedizin 2014;65:242

Zebis MK, Andersen LL, Brandt M, Myklebust G, Bencke J, Lauridsen HB, Bandholm T, Thorborg K, Hölmich P, Aagaard P: Effects of evidence-based prevention training on neuromuscular and biomechanical risk factors for ACL injury in adolescent female athletes: a randomised controlled trial. British Journal of Sports Medicine 2016;50:552

Anmerkungen

5
Vorsätzliche Körperverletzung: riskante Übungen

1 American Academy of Pediatrics Council on Sports Medicine and Fitness, McCambridge TM, Stricker PR: Strength training by children and adolescents. Pediatrics 2008;121:835

2 Jespersen E, Holst R, Franz C, Rexen CT, Wedderkopp N: Seasonal variation in musculoskeletal extremity injuries in school children aged 6-12 followed prospectively over 2.5 years: a cohort study. BMJ Open 2014;4:e004165

3 Doyscher R, Kraus K, Finke B, Scheibel M: Akutverletzungen und Überlastungen der Schulter im Sport. Der Orthopäde 2014;3:202

4 Jobe FW, Kvitne RS, Giangarra CE: Shoulder pain in the overhand or throwing athlete. The relationship of anterior instability and rotator cuff impingement. Orthopedic Review 1989;18:963

5 Behm DG, Blazevich AJ, Kay AD, McHugh M: Acute effects of muscle stretching on physical performance, range of motion, and injury incidence in healthy active individuals: a systematic review. Applied Physiology, Nutrition, and Metabolism 2016;41:1

6 Caraffa A, Cerulli G, Projetti M, Aisa, G, Rizzo A: Prevention of anterior cruciate ligament injuries in soccer: A prospective controlled study of proprioceptive training. Knee Surgery Sports Traumatology, Arthroscopy 1996;4:19
Knobloch K, Martin-Schmitt S, Gösling T, Jagodzinski M, Zeichen J, Krettek C: Prospektives Propriozeptions- und Koordinationstraining zur Verletzungsreduktion im professionellen Frauenfußballsport. Sportverletzungen und Sportschaden 2005;19:123

7 Myklebust G, Engebretsen L, Braekken IH, Skjølberg A, Olsen OE, Bahr R: Prevention of ACL injuries in female team handball players: a prospective intervention study over three seasons. Clinical Journal of Sport Medicine 2003;13:71
Verhagen EA, van Tulder M, van der Beek AJ, Bouter LM, van Mechelen W: An economic evaluation of proprioceptive balance board training programme for the prevention of ankle sprains in volleyball. British Journal of Sports Medicine 2005;39:111

Wedderkopp N, Kaltoft M, Lundgaard B, Rosendahl M, Froberg K: Prevention of injuries in young female players in European team handball. A prospective intervention study. Scandinavian Journal of Medical Sciences and Sports 1999;9:41

8 Maïmoun L, Georgopoulos NA, Sultan C: Endocrine disorders in adolescent and young female athletes: impact on growth, menstrual cycles, and bone mass acquisition. The Journal of Clinical Endocrinology and Metabolism 2014;99: 4037

9 Eliakim A, Nemet D: The endocrine response to exercise and training in young athletes. Pediatric Exercise Science 2013;25:605

10 Browne GJ, Barnett PL: Common sports-related musculoskeletal injuries presenting to the emergency department. Journal of Paediatrics and Child Health. 2016;52:231

6
Lebenslange Schäden

1 Boström A, Thulin K, Fredriksson M, Reese D, Rockborn P, Hammar ML: Risk factors for acute and overuse sport injuries in Swedish children 11 to 15 years old: What about resistance training with weights? Scandinavian Journal of Medicine and Science in Sports 2016;26:317

2 Emery CA: Risk factors for injury in child and adolescent sport: a systematic review of the literature. Clinical Journal of Sport Medicine 2003;13:256

3 Tveit M, Rosengren BE, Nilsson JÅ, Karlsson MK: Former male elite athletes have a higher prevalence of osteoarthritis and arthroplasty in the hip and knee than expected. American Journal of Sports Medicine 2012;40:527

4 Drawer S, Fuller CW: Propensity for osteoarthritis and lower limb joint pain in retired professional soccer players. British Journal of Sports Medicine 2001;35:402
Shrier I: Muscle dysfunction versus wear and tear as a cause of exercise related osteoarthritis: an epidemiological update. British Journal of Sports Medicine 2004;38:526

5 Rössler R, Donath L, Verhagen E, Junge A, Schweizer T, Faude O: Exercise-based injury prevention in child and adolescent sport: a systematic review and meta-analysis. Sports Medicine 2014;44:1733
Bergeron MF, Mountjoy M, Armstrong N, Chia M, Côté J, Emery CA, Faigenbaum A, Hall G Jr, Kriemler S, Léglise M, Malina RM, Pensgaard AM, Sanchez A, Soligard T, Sundgot-Borgen J, van Mechelen W, Weissensteiner JR, Engebretsen L: International Olympic Committee consensus statement on youth athletic development. British Journal of Sports Medicine 2015;49:843
Beweglich? Muskel-Skelett-Erkrankungen – Ursachen, Risikofaktoren und präventive Ansätze. Weißbuch Prävention. Hannover 2007/2008

6   Brune K, Niederweis U, Kaufmann A, Küster-Kaufmann M: Drug use in
      participants of the Bonn Marthon 2009. MMW Fortschritte der Medizin
      2009;151:39

7   Tscholl PM: Der Einsatz von nicht-steroidalen Antirheumatika (NSAR) im
      Spitzensport. Deutsche Zeitschrift für Sportmedizin 2014;65:34

8   Küster M, Renner B, Oppel P, Niederweis U, Brune K: Consumption of anal-
      gesics before a marathon and the incidence of cardiovascular, gastrointestinal
      and renal problems: a cohort study. BMJ Open 2013;3:e002090

9   Hippisley-Cox J, Coupland C, Logan R: Risk of adverse gastrointestinal out-
      comes in patients taking cyclo-oxygenase-2 inhibitors or conventional non-ste-
      roidal anti-inflammatory drugs: population based nested case-control analysis.
      British Medical Journal 2005;331:1310
      Hippisley-Cox J, Coupland C: Risk of myocardial infarction in patients taking
      cyclo-oxygenase-2 inhibitors or conventional non-steroidal anti-inflammatory
      drugs: population based nested case-control analysis. British Medical Journal
      2005;330:1366

10   Wolfe MM, Lichtenstein DR, Singh G: Gastrointestinal toxicity of nonsteroi-
      dal antiinflammatory drugs. New England Journal of Medicine 1999;340:1888

11   Lehman EJ, Hein MJ, Baron SL, Gersic CM: Neurodegenerative causes of death
      among retired National Football League players. Neurology 2012;79: 1970
      Lehman EJ: Epidemiology of neurodegeneration in American-style professio-
      nal football players. Alzheimer's Research and Therapy 2013;5:34

12   Matser JT, Kessels AG, Jordan BD, Lezak MD, Troost J: Chronic traumatic
      brain injury in professional soccer players. Neurology 1998;51:791
      Matser EJ, Kessels AG, Lezak MD, Jordan BD, Troost J: Neuropsychological
      impairment in amateur soccer players. JAMA 1999;282:971

13   Boden BP, Kirkendall DT, Garrett WE Jr: Concussion incidence in elite col-
      lege soccer players. American Journal of Sports Medicine 1998;26:238

14   Downs DS, Abwender D: Neuropsychological impairment in soccer athletes.
      Journal of Sports Medicine and Physical Fitness 2002;42:103

15   Naunheim RS, Standeven J, Richter C, Lewis LM: Comparison of impact data
      in hockey, football, and soccer. Journal of Trauma 2000;48:938

16   McAllister TW, Ford JC, Flashman LA, Maerlender A, Greenwald RM,
      Beckwith JG, Bolander RP, Tosteson TD, Turco JH, Raman R, Jain S: Effect
      of head impacts on diffusivity measures in a cohort of collegiate contact sport
      athletes. Neurology 2014;82:63

17   Koerte IK, Ertl-Wagner B, Reiser M, Zafonte R, Shenton ME: White matter
      integrity in the brains of professional soccer players without a symptomatic
      concussion. JAMA 2012;308:1859

18   Corrado D, Basso C, Pavei A, Michieli P, Schiavon M, Thiene G: Trends in
      sudden cardiovascular death in young competitive athletes after implementa-
      tion of a preparticipation screening program. JAMA 2006;296:1593

19   Asimaki A, Tandri H, Huang H, Halushka MK, Gautam S, Basso C, Thiene G, Tsatsopoulou A, Protonotarios N, McKenna WJ, Calkins H, Saffitz JE: A new diagnostic test for arrhythmogenic right ventricular cardiomyopathy. New England Journal of Medicine 2009;360:1075

20   Basso C, Burke M, Fornes P, Gallagher PJ, de Gouveia RH, Sheppard M, Thiene G, van der Wal A; Association for European Cardiovascular Pathology: Guidelines for autopsy investigation of sudden cardiac death. Virchows Archiv 2008;452:11

7
Ernährungswahnsinn

1   Mosler S: »Low Carb«-Ernährung im Sport: Eine kurze Übersicht zu aktuellen Erkenntnissen und potenziellen Risiken. Deutsche Zeitschrift für Sportmedizin 2016;67:90

2   Diehl K, Thiel A, Zipfel S, Mayer J, Schnell A, Schneider S: Elite adolescent athletes' use of dietary supplements: characteristics, opinions, and sources of supply and information. International Journal of Sport Nutrition and Exercise Metabolism 2012;22:165

3   Mountjoy M, Sundgot-Borgen J, Burke L, Carter S, Constantini N, Lebrun C, Meyer N, Sherman R, Steffen K, Budgett R, Ljungqvist A. The IOC consensus statement: beyond the Female Athlete Triad – Relative Energy Deficiency in Sport (RED-S). British Journal of Sports Medicine 2014;48:491

4   Virtamo J, Pietinen P, Huttunen JK, Korhonen P, Malila N, Virtanen MJ, Albanes D, Taylor PR, Albert P; ATBC Study Group: Incidence of cancer and mortality following alpha-tocopherol and beta-carotene supplementation: a postintervention follow-up. JAMA 2003;290:476

5   Bjelakovic G, Nikolova D, Gluud LL, Simonetti RG, Gluud C: Antioxidant supplements for prevention of mortality in healthy participants and patients with various diseases. Cochrane Database Syst Rev. 2008 Apr 16;(2):CD007176
    Bjelakovic G, Nikolova D, Simonetti RG, Gluud C: Antioxidant supplements for preventing gastrointestinal cancers. Cochrane Database Syst Rev 2008 Jul 16;(3):CD004183

6   Bjelakovic G, Nikolova D, Gluud LL, Simonetti RG, Gluud C: Mortality in randomized trials of antioxidant supplements for primary and secondary prevention: systematic review and meta-analysis. JAMA 2007;297:842

7   Ristow M, Zarse K, Oberbach A, Klöting N, Birringer M, Kiehntopf M, Stumvoll M, Kahn CR, Blüher M: Antioxidants prevent health-promoting effects of physical exercise in humans. Proceedings of the National Academy of Sciences U S A 2009;106:8665

8   Gomez-Cabrera MC, Salvador-Pascual A, Cabo H, Ferrando B, Viña J: Redox

modulation of mitochondriogenesis in exercise. Does antioxidant supplementation blunt the benefits of exercise training? Free Radical Biology and Medicine 2015;86:37

9   Gleeson M: Can nutrition limit exercise-induced immunodepression? Nutrition Reviews 2006;64:119
    Devaraj S, Li D, Jialal I: The effects of alpha tocopherol supplementation on monocyte function. Decreased lipid oxidation, interleukin 1 beta secretion, and monocyte adhesion to endothelium. Journal of Clinical Investigation 1996;98:756

10 Nieman DC, Henson DA, McAnulty SR, McAnulty LS, Morrow JD, Ahmed A, Heward CB: Vitamin E and immunity after the Kona Triathlon World Championship. Medicine and Science in Sports and Exercise 2004;36:1328

11 Striegel H, Simon P, Wurster C, Niess AM, Ulrich R: The use of nutritional supplements among master athletes. International Journal of Sports Medicine 2006;27:23

12 Niess AM, Striegel H, Hipp A, Hansel J, Simon P: Zusätzliche Antioxidanziengabe im Sport – sinnvoll oder unsinnig? Deutsche Zeitschrift für Sportmedizin 2008;59:55

8
Die Mär von Fairplay und Teamgeist

1   Pilz GA: Erziehung zum Fairplay im Wettkampfsport. Ergebnisse aus Untersuchungen im wettkampforientierten Jugendfußball. Bundesgesundheitsblatt, Gesundheitsforschung, Gesundheitsschutz 2005;48:881

9
Lernen von falschen Vorbildern:
Sport als Spiegel der Gesellschaft

1   Pilz GA: Erziehung zum Fairplay im Wettkampfsport. Ergebnisse aus Untersuchungen im wettkampforientierten Jugendfußball. Bundesgesundheitsblatt, Gesundheitsforschung, Gesundheitsschutz 2005;48:881

10
Was sich ändern muss

1   Soligard T, Myklebust G, Steffen K, Holme I, Silvers H, Bizzini M, Junge A, Dvorak J, Bahr R, Andersen TE: Comprehensive warm-up programme to

prevent injuries in young female footballers: cluster randomised controlled trial. British Medical Journal 2008;337:a2469

Soligard T, Nilstad A, Steffen K, Myklebust G, Holme I, Dvorak J, Bahr R, Andersen TE: Compliance with a comprehensive warm-up programme to prevent injuries in youth football. British Journal of Sports Medicine 2010;44:787

2   McGuine T: Sports injuries in high school athletes: a review of injury-risk and injury-prevention research. Clinical Journal of Sport and Medicine 2006;16:488

3   Ekeland E, Heian F, Hagen KB: Can exercise improve self esteem in children and young people? A systematic review of randomised controlled trials. British Journal of Sports Medicine 2005;39:792

Biddle SJ, Asare M: Physical activity and mental health in children and adolescents: a review of reviews. British Journal of Sports Medicine 2011;45:886

11
Sport mit Spaß und Augenmaß: Empfehlungen und Tipps

1   Zebis MK, Andersen LL, Brandt M, Myklebust G, Bencke J, Lauridsen HB, Bandholm T, Thorborg K, Hölmich P, Aagaard P: Effects of evidence-based prevention training on neuromuscular and biomechanical risk factors for ACL injury in adolescent female athletes: a randomised controlled trial. British Journal of Sports Medicine 2016;50:552

2   Soomro N, Sanders R, Hackett D, Hubka T, Ebrahimi S, Freeston J, Cobley S: The Efficacy of Injury Prevention Programs in Adolescent Team Sports: A Meta-analysis. American Journal of Sports Medicine. Dezember 2015 (online)

3   Carragee EJ, Barcohana B, Alamin T, van den Haak E: Prospective controlled study of the development of lower back pain in previously asymptomatic subjects undergoing experimental discography. Spine 2004;29:1112

4   Kirkley A, Birmingham TB, Litchfield RB, Giffin JR, Willits KR, Wong CJ, Feagan BG, Donner A, Griffin SH, D'Ascanio LM, Pope JE, Fowler PJ: A randomized trial of arthroscopic surgery for osteoarthritis of the knee. New England Journal of Medicine 2008;359:1097

5   Moseley JB, O'Malley K, Petersen NJ, Menke TJ, Brody BA, Kuykendall DH, Hollingsworth JC, Ashton CM, Wray NP: A controlled trial of arthroscopic surgery for osteoarthritis of the knee. New England Journal of Medicine 2002;347:81